実践3秒ルール
128 漢方処方分析

Analysis of 128 Kampo prescriptions using a systematic approach based on their components

新見正則
帝京大学外科准教授

株式会社 新興医学出版社

Analysis of 128 Kampo prescriptions using a systematic approach based on their components

Masanori Niimi, MD, DPhil, FACS

© First edition, 2016 published by
SHINKOH IGAKU SHUPPAN CO. LTD., TOKYO.
Printed & bound in Japan

推薦の言葉

　漢方は現代医学の補完医療として有意義であると著者の新見先生は考え，実際の漢方治療で手応えを感じ，それらを踏まえて出版を続けている．漢方薬の使い方はむずかしいものではない，もっと使って効果を確かめてほしい，ただ使い方をもう少し上手に，とは著者の願いである．漢方処方は生薬の足し算から使い方が導き出せると考えるのは適切であり，現代に合ったものといえる．本書は前著『3秒でわかる漢方ルール』の続編で，現時点での著者の処方の選び方を公開している．

　漢方処方は，昔からの経験から生まれてきた知恵であり，構成生薬から，その処方の働きをある程度予測できる．本書では，実際に著者のルール通り漢方薬128処方を見直した結果が左ページに書かれている．右ページ上には，それぞれの処方をひと言で表すとどんな感じかを記載したので，見開き両ページの内容とあわせるとそれぞれの漢方薬のアウトラインがつかめるようになっている．さらに右ページには，保険適用，著者の解説，原典，『勿誤薬室方函口訣』の訳を掲載して，実際の臨床で使用しやすいようになっている．『勿誤薬室方函口訣』は，幕末から明治にかけて最後の漢方医といわれた浅田宗伯の名著で，口語訳引用は珍しく実に素晴らしい．実地臨床に役立ち，さらに漢方に興味をもった人にも楽しんでいただけるように構成されている．本書を広く推薦する次第である．

平成28年新春
　　　　　社団法人日本東洋医学会元会長名誉会員　松田邦夫

はじめに

　保険適用のセカンドオピニオン外来を大学病院で，本邦で最初に始めたのは，もう15年近く前になる．5年間のイギリス留学が終わって，なにか新しいこと，人の役に立つことをしたかった．そこで，その当時はまったく認知されていない，また採算性もあわないセカンドオピニオンを始めた．ひとり1時間で週に10人以上を拝見した．領域を問わずすべて拝見した．専門家から，ちょっといろいろな疾患に興味をもつ医者に変わった瞬間だった．たくさんのかたの悩みを伺っていると，今の医療の限界が少し見えてきた．そんなときに，漢方に出会った．まず保険適用であるという当たり前のことに気が付いた．つまり僕たち西洋医が安価に使用できるということだ．そしてまず，自分の家族に使用してみると，なんと運がいいことか，いわゆるビギナーズラックか，家族全員が漢方の力に感心した．そして，漢方の勉強を真剣に始めた．たくさんの本をむさぼり読んだ．たくさんの勉強会に出席した．でも，勉強すればするほど，漢方の世界の混沌，不合理，不整合，矛盾に振り回された．これ以上漢方を勉強して，自分のなかで学問として，医療の一部として成り立つのだろうかと逡巡しているときに，運良く松田邦夫先生に出会った．そして運良く，松田邦夫先生のクリニックが勤務先の近くであると知った．そして運良く金曜日の午前中に見学することを許された．松田邦夫先生からたくさんのお話を伺い，霧が晴れるようにすっきりした．また松田邦夫先生に大学での

古典の講義をお引き受け頂き，古典をたくさん勉強する機会に恵まれた．それも最高の講師の元で．僕は本当に幸せだと思っている．

　自分のなかで漢方の霧が晴れたのは，自分の頭の中に，なにか論理的思考ができたからだ．もちろんそれは松田邦夫先生の長い長い臨床経験と，松田邦夫先生が大塚敬節先生から直に教えて頂いたエキスも当然に含まれている．そんな僕なりの漢方ワールドができた．もちろん，これから僕が漢方の経験を深めれば，深めるほど，今の漢方ワールドは変化するに違いない．そして学ぶということは自分自身かいくつになっても変化しなければ，陳腐化すると思っている．でもこの時期に自分の論理的構成を書き下ろしたかった．僕たちは保険医であるから，まず覚える漢方薬は保険適用漢方内服薬の148個と塗り薬である紫雲膏と思っている．漢方薬はメーカーによっても微妙に生薬量が異なる．そこで129種類の保険適用漢方薬を扱っているツムラのものに準拠することにした．そして昔の経験をまとめた本は数ある．漢方は本によっていろいろなことをいわれている．すべての本に整合性を合わせることは基本的に無理である．そこで整合性を合わせる底本として秋葉哲生先生の「活用自在の処方解説」を選んだ．秋葉先生の本が古人の経験をまとめたものであるなら，その結果に生薬レベルからオートマチックに迫ることはできないかという壮大な計画だった．その基本方針を公開したのが「3秒で

わかる漢方ルール」で，この本はその3秒ルールから，ツムラ128処方を分析したものである．そして漢方の経験をフェアに載せてある名著，浅田宗伯の「勿誤薬室方函口訣」の抜粋を僕なりの現代語訳で載せた．

　生薬から理解するだけで，これだけの情報が誘導可能であることを理解していただければ本望である．漢方は生薬の足し算だというのが，僕が至った現在の結論なのだ．そうであれば生薬から漢方薬のある程度の概観が推測できるはずだ．経験で導かれたそんな知恵を生薬からの公式で表すことができたと思っている．この本が皆様の新しい考え方の啓示に，勉強の一助に，また別の考え方のひとつになれば嬉しい．

2016年　新見正則

おまけ

　現状の医療で困っている患者を診るときに，僕は「いっそプラセボ効果でもいい」と思って使用している．最近，名医とは，との質問を受けると，「最低限の侵襲で治療できるドクター」と答える．そうであれば，プラセボ効果をより上手に利用し，それを増強できる医師は素晴らしい．漢方をたくさん処方するとミラクルを経験する．そんなとき，謙虚になって，プラセボ効果だったかもしれないと自問することは大切と思っている．そしてやっぱり漢方が効いたのだと納得できた時が漢方の素晴らしさを体感できた瞬間である．

目　次

本書の使い方	11
漢方 15 分類チャート	14
虚実のルール	16
寒熱のルール	17
気・血・水のルール	18
気逆・気うつ・気虚・血虚・瘀血・水毒のルール	19
六病位のルール	20
舌診のルール	22
脈診のルール	23
生薬での方向性	24
漢方用語の現代語訳	27

128 処方

かっこんとう 葛根湯 ❶	28
かっこんとう か せんきゅうしん い 葛根湯加川芎辛夷 ❷	30
おつ じ とう 乙字湯 ❸	32
欠番 ❹	
あんちゅうさん 安中散 ❺	34
じゅうみ はいどくとう 十味敗毒湯 ❻	36
はち み じ おうがん 八味地黄丸 ❼	38
だいさい こ とう 大柴胡湯 ❽	40
しょうさい こ とう 小柴胡湯 ❾	42
さい こ けい し とう 柴胡桂枝湯 ❿	46
さい こ けい し かんきょうとう 柴胡桂枝乾姜湯 ⓫	48
さい こ か りゅうこつ ぼ れいとう 柴胡加竜骨牡蛎湯 ⓬	50
欠番 ⓭	
はん げ しゃしんとう 半夏瀉心湯 ⓮	52
おうれん げ どくとう 黄連解毒湯 ⓯	54
はん げ こうぼくとう 半夏厚朴湯 ⓰	56
ご れいさん 五苓散 ⓱	58
けい し か じゅつ ぶ とう 桂枝加朮附湯 ⓲	60

しょうせいりゅうとう 小青竜湯 ⑲ …… 62	ほちゅうえっきとう 補中益気湯 ㊶ …… 108
ぼういおうぎとう 防已黄耆湯 ⑳ …… 64	欠番 ㊷
しょうはんげかぶくりょうとう 小半夏加茯苓湯 ㉑ …… 66	りっくんしとう 六君子湯 ㊸ …… 110
しょうふうさん 消風散 ㉒ …… 68	欠番 ㊹
とうきしゃくやくさん 当帰芍薬散 ㉓ …… 70	けいしとう 桂枝湯 ㊺ …… 112
かみしょうようさん 加味逍遙散 ㉔ …… 72	しちもつこうかとう 七物降下湯 ㊻ …… 114
婦人科の3大処方 …… 75	ちょうとうさん 釣藤散 ㊼ …… 116
けいしぶくりょうがん 桂枝茯苓丸 ㉕ …… 76	じゅうぜんたいほとう 十全大補湯 ㊽ …… 118
けいしかりゅうこつぼれいとう 桂枝加竜骨牡蛎湯 ㉖ …… 78	欠番 ㊾
まおうとう 麻黄湯 ㉗ …… 80	けいがいれんぎょうとう 荊芥連翹湯 ㊿ …… 120
えっぴかじゅつとう 越婢加朮湯 ㉘ …… 82	じゅんちょうとう 潤腸湯 51 …… 122
ばくもんどうとう 麦門冬湯 ㉙ …… 84	よくいにんとう 薏苡仁湯 52 …… 124
しんぶとう 真武湯 ㉚ …… 86	そけいかっけつとう 疎経活血湯 53 …… 126
ごしゅゆとう 呉茱萸湯 ㉛ …… 88	よくかんさん 抑肝散 54 …… 128
にんじんとう 人参湯 ㉜ …… 90	まきょうかんせきとう 麻杏甘石湯 55 …… 130
だいおうぼたんぴとう 大黄牡丹皮湯 ㉝ …… 92	ごりんさん 五淋散 56 …… 132
びゃっこかにんじんとう 白虎加人参湯 ㉞ …… 94	うんせいいん 温清飲 57 …… 134
しぎゃくさん 四逆散 ㉟ …… 96	せいじょうぼうふうとう 清上防風湯 58 …… 136
もくぼういとう 木防已湯 ㊱ …… 98	ぢづそういっぽう 治頭瘡一方 59 …… 138
はんげびゃくじゅつてんまとう 半夏白朮天麻湯 ㊲ …… 100	けいしかしゃくやくとう 桂枝加芍薬湯 60 …… 140
とうきしぎゃくかごしゅゆしょうきょうとう 当帰四逆加呉茱萸生姜湯 ㊳ …… 102	とうかくじょうきとう 桃核承気湯 61 …… 142
	ぼうふうつうしょうさん 防風通聖散 62 …… 144
りょうけいじゅつかんとう 苓桂朮甘湯 ㊴ …… 104	ごしゃくさん 五積散 63 …… 146
ちょれいとう 猪苓湯 ㊵ …… 106	しゃかんぞうとう 炙甘草湯 64 …… 148

帰脾湯(65) ……………… 150
参蘇飲(66) ……………… 152
女神散(67) ……………… 154
芍薬甘草湯(68) ……………… 156
茯苓飲(69) ……………… 158
香蘇散(70) ……………… 160
四物湯(71) ……………… 162
甘麦大棗湯(72) ……………… 164
柴陥湯(73) ……………… 166
調胃承気湯(74) ……………… 168
四君子湯(75) ……………… 170
竜胆瀉肝湯(76) ……………… 172
芎帰膠艾湯(77) ……………… 174
麻杏薏甘湯(78) ……………… 176
平胃散(79) ……………… 178
柴胡清肝湯(80) ……………… 180
二陳湯(81) ……………… 182
桂枝人参湯(82) ……………… 184
抑肝散加陳皮半夏(83) …… 186
大黄甘草湯(84) ……………… 188
神秘湯(85) ……………… 190
当帰飲子(86) ……………… 192
六味丸(87) ……………… 194
二朮湯(88) ……………… 196
治打撲一方(89) ……………… 198
清肺湯(90) ……………… 200
竹茹温胆湯(91) ……………… 202
滋陰至宝湯(92) ……………… 204
滋陰降火湯(93) ……………… 206
欠番 (94)
五虎湯(95) ……………… 208
柴朴湯(96) ……………… 210
大防風湯(97) ……………… 212
黄耆建中湯(98) ……………… 214
小建中湯(99) ……………… 216
大建中湯(100) ……………… 218
升麻葛根湯(101) ……………… 220
当帰湯(102) ……………… 222
酸棗仁湯(103) ……………… 224
辛夷清肺湯(104) ……………… 226
通導散(105) ……………… 228
温経湯(106) ……………… 230
牛車腎気丸(107) ……………… 232
人参養栄湯(108) ……………… 234
小柴胡湯加桔梗石膏(109) ・236
立効散(110) ……………… 238
清心蓮子飲(111) ……………… 240
猪苓湯合四物湯(112) ……………… 242

三黄瀉心湯⑬ ……………244	桂枝茯苓丸加薏苡仁㉕ ・268
柴苓湯⑭ ……………246	麻子仁丸㉖ …………270
胃苓湯⑮ ……………248	麻黄附子細辛湯㉗ ………272
茯苓飲合半夏厚朴湯⑯ ・250	啓脾湯㉘ ……………274
茵蔯五苓散⑰ ……………252	欠番 ㉙〜㉜
苓姜朮甘湯⑱ ……………254	大承気湯㉝ …………276
苓甘姜味辛夏仁湯⑲ ……256	桂枝加芍薬大黄湯㉞ ……278
黄連湯⑳ ……………258	茵蔯蒿湯㉟ …………280
三物黄芩湯㉑ ……………260	清暑益気湯㊱ …………282
排膿散及湯㉒ ……………262	加味帰脾湯㊲ …………284
当帰建中湯㉓ ……………264	桔梗湯㊳ ……………286
川芎茶調散㉔ ……………266	

付録 …………………………………………………………288

あとがき ……………………………………………………291

参考文献 ……………………………………………………292

保険適用疾患・症候別索引 ………………………………294

本書に記載されているエキス製剤の番号は株式会社ツムラの製品番号に準じています.番号や用法・用量は,販売会社により異なる場合がございますので必ずご確認下さい.

本書の使い方

　この本はツムラ保険適用漢方薬の128処方を番号順に見開きで説明したものである．見開きページの左側には既刊「3秒でわかる漢方ルール」からオートマチックに得られる所見を並べた．生薬構成は，温めるといわれている生薬（赤），冷やすといわれている生薬（青），どちらでもないと思われている生薬（黒）で示した．漢方薬は生薬の足し算の叡智にて，その構成生薬からオートマチックに漢方薬の方向性や性質が理解できるルールである．漢方の経験が長くなると，構成生薬の性質から自然と漢方薬の性質を理解できるようになるが，そのためには10年以上の経験を要すると思っている．そんな貴重な経験からしか得られない秘訣を，ルールとして公開した．このルールは僕自身の長い経験と，松田邦夫先生に教えて頂いた8年間の集大成と思っている．こんな方法もあるのだと理解して頂いて，このまま僕のルールを利用するもよし，このルールを自分なりに変更するのもOK，これをヒントに自分独自のルールを作ることも素晴らしいし，また記憶力に自信があればすべてを頭から覚える方法も間違ってはいない．大切なことは，西洋医学で治らない訴えを持つ患者，西洋医学的には病気ではないと言われている人々，西洋医学的治療で楽になったがもっと楽にしてもらいたい患者に，保険適用漢方エキス剤を使用するときの処方選択のヒントになればいいのである．

　生薬からシステマチックに類推する方法の詳細は，「3

秒でわかる漢方ルール」を参照頂きたい．皆様の便宜を図るためにこの本の巻頭にルールを掲載した．一番大切なことは漢方15分類チャートで，含有生薬から漢方をザックリと15種類に分ける方法である．漢方は生薬の足し算にて複数に分類されることも当然あり得る．この本を手にした方は，まず代表的な15種類の漢方薬による15分類チャートを念頭に処方分析をして頂けるとわかりやすい．そして，さらに理解を深めるため，虚実，寒熱，気血水，腹診，六病位のルールをシステマチックに理解するための道具として利用して頂きたい．六病位のルールからはオートマチックに舌診と脈診の概略が推測可能である．少陽病期の舌診はわかりやすく厚い白苔としてあるが，漢方薬によっては黄苔のこともまれにあるので，その旨は本文中に記載した．

　見開きページの右側には保険病名を記載した．僕たちは保険医だから保険病名にそって投与することが必要だ．しかし，保険病名が主症状である必要はない．漢方は体全体を治すので，どこかに患者の訴えがあれば漢方薬は保険で使用可能である．そして保険病名以外で治る可能性がある病名も追記した．

　そして3秒ルールに従うと，どのようにオートマチックに処方の性格が理解可能かの説明を加え，典型的な患者像が誰でも簡単にイメージできるようにした．スペースに余裕がある時は，コメントを追記した．

また，原典は松田邦夫先生の古典の講義を参考に，僕が調べたものであり，他の書籍と異なることもある．その処方が登場した時代がだいたいわかればいいと思っている．
勿誤薬室方函口訣(ふつごやくしつほうかんくけつ)は若き日の大正天皇やフランス公使ロッシュの命を救ったことでも知られる浅田宗伯（1815～1894）によって書かれたもので，江戸末期から明治の初期にどのような漢方薬がどのように使用されていたかを知るためにはすばらしい本である．流派にこだわらず使用されていた漢方薬が列挙されている．本書では，処方選択の参考になる部分や，興味が持てる部分を抜き出し，できる限り現代語風に訳して，それを飛訳と称して，示した．しかし，漢字の羅列の部分は敢えてそのままにしてある部分もある．的確な現代語訳ができないときは，そのままの方がわかりやすいからである．そして最初に勿誤薬室方函口訣にも登場する漢方用語の現代語的説明と処方選択のヒントになる漢字で表現される状態をまとめた．参考にしていただきたい．そして，勿誤薬室方函口訣に興味を持たれた方は，逐語訳の成書や原文を読んでいただきたい．原文はホームページなどでも公開されている．

　浅田宗伯による古来の知恵の集積である勿誤薬室方函口訣と，僕が生薬から導き出した3秒ルールが結構相関することを体感していただければ幸いである．

漢方 15 分類チャート

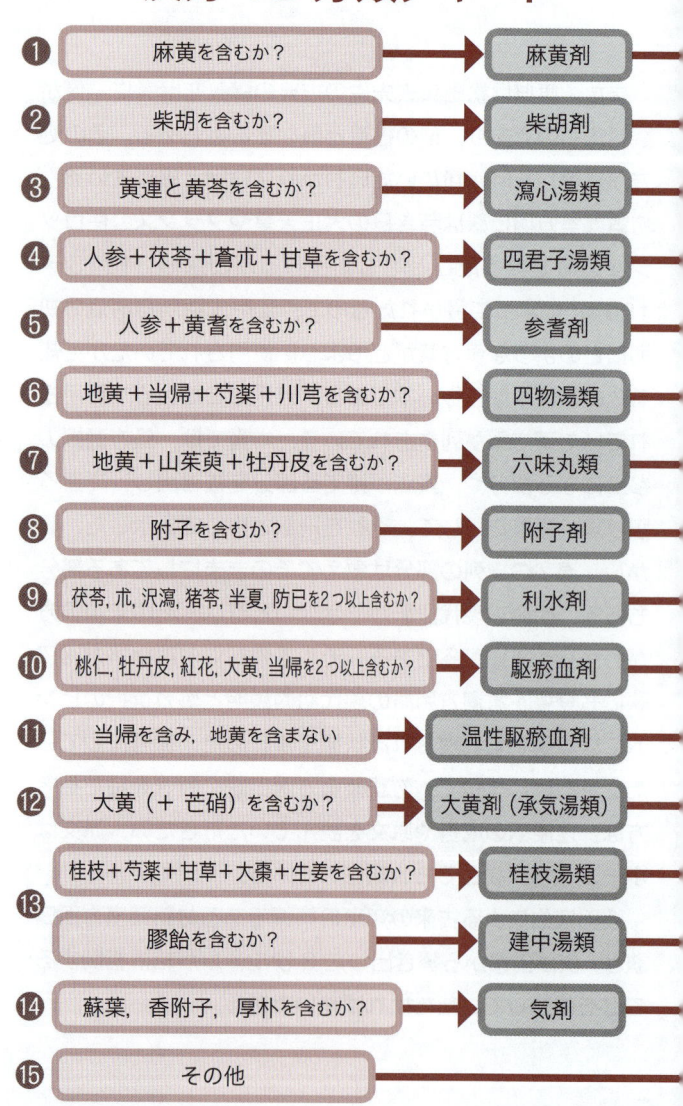

❶ 麻黄を含むか？ → 麻黄剤

❷ 柴胡を含むか？ → 柴胡剤

❸ 黄連と黄芩を含むか？ → 瀉心湯類

❹ 人参＋茯苓＋蒼朮＋甘草を含むか？ → 四君子湯類

❺ 人参＋黄耆を含むか？ → 参耆剤

❻ 地黄＋当帰＋芍薬＋川芎を含むか？ → 四物湯類

❼ 地黄＋山茱萸＋牡丹皮を含むか？ → 六味丸類

❽ 附子を含むか？ → 附子剤

❾ 茯苓, 朮, 沢瀉, 猪苓, 半夏, 防已を2つ以上含むか？ → 利水剤

❿ 桃仁, 牡丹皮, 紅花, 大黄, 当帰を2つ以上含むか？ → 駆瘀血剤

⓫ 当帰を含み，地黄を含まない → 温性駆瘀血剤

⓬ 大黄（＋芒硝）を含むか？ → 大黄剤（承気湯類）

⓭ 桂枝＋芍薬＋甘草＋大棗＋生姜を含むか？ → 桂枝湯類

膠飴を含むか？ → 建中湯類

⓮ 蘇葉, 香附子, 厚朴を含むか？ → 気剤

⓯ その他

理解のための 15 処方

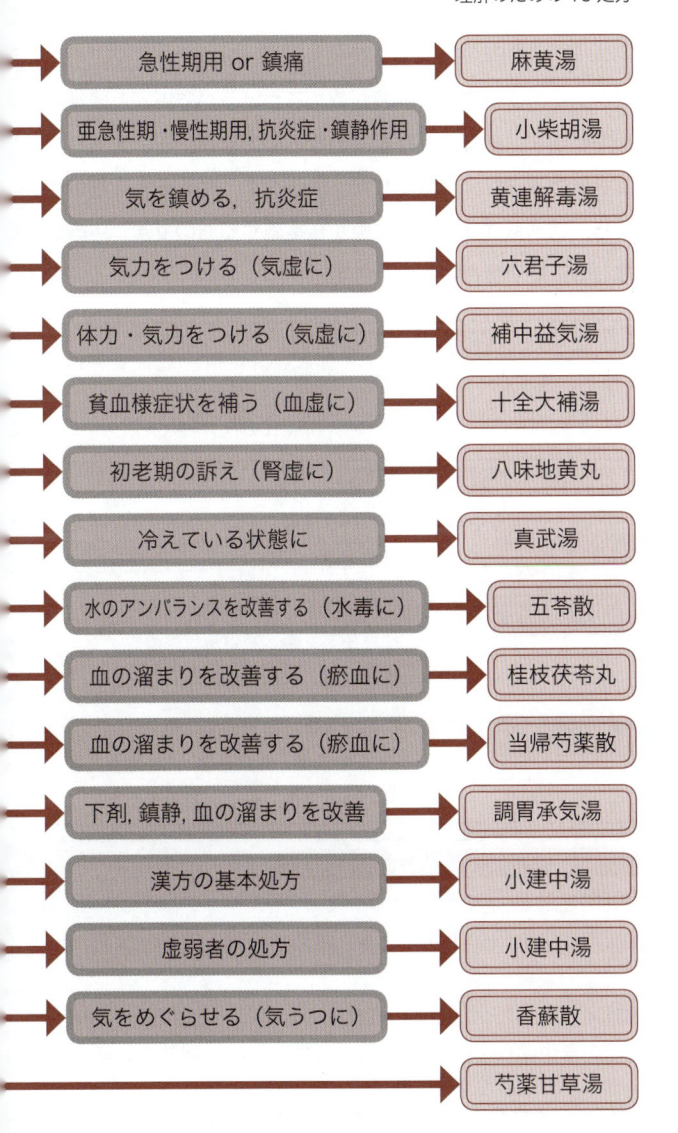

→	急性期用 or 鎮痛	→ 麻黄湯
→	亜急性期・慢性期用, 抗炎症・鎮静作用	→ 小柴胡湯
→	気を鎮める, 抗炎症	→ 黄連解毒湯
→	気力をつける（気虚に）	→ 六君子湯
→	体力・気力をつける（気虚に）	→ 補中益気湯
→	貧血様症状を補う（血虚に）	→ 十全大補湯
→	初老期の訴え（腎虚に）	→ 八味地黄丸
→	冷えている状態に	→ 真武湯
→	水のアンバランスを改善する（水毒に）	→ 五苓散
→	血の溜まりを改善する（瘀血に）	→ 桂枝茯苓丸
→	血の溜まりを改善する（瘀血に）	→ 当帰芍薬散
→	下剤, 鎮静, 血の溜まりを改善	→ 調胃承気湯
→	漢方の基本処方	→ 小建中湯
→	虚弱者の処方	→ 小建中湯
→	気をめぐらせる（気うつに）	→ 香蘇散
→		→ 芍薬甘草湯

虚実のルール

モダン・カンポウでは麻黄が飲めるかどうかで実証と虚証を決めています．虚証実証は相対的なものですが，その大雑把な位置を決めるデジタル感覚を養う法則です．簡易版は7種の生薬から，精密版は14種の生薬から推測するものです．9割以上はこの法則で整合性が合います．

7種類の生薬で決める（簡易版）

実証向き生薬(＋1点)：麻黄，黄連，黄芩

虚証向き生薬(－1点)：附子，当帰，人参，膠飴

理解のための15処方では

0＜実証	2点	黄連解毒湯⑮
	1点	麻黄湯㉗
0＝中間	0点	小柴胡湯(99)，五苓散⑰，桂枝茯苓丸㉕，調胃承気湯(74)，香蘇散㉚，芍薬甘草湯(68)
0＞虚証	－1点	六君子湯㊸，当帰芍薬散㉓，小建中湯(99)，真武湯㉚，八味地黄丸⑦
	－2点	補中益気湯㊶，十全大補湯㊸

14種類の生薬で決める（精密版）

実証向き生薬(＋2点)：麻黄

実証向き生薬(＋1点)：黄連，黄芩，石膏，芒硝，大黄，桃仁

虚証向き生薬(－0.5点)：桂皮

虚証向き生薬(－1点)：附子，当帰，人参，膠飴，乾姜，黄耆

寒熱のルール

　生薬の温・平・寒をすべて覚えるのは得策ではありません．ファースト・ステップは強く冷やす生薬の石膏または黄連があれば，冷やす漢方薬です．また強く温める生薬の乾姜または附子があれば，温める漢方薬です．セカンド・ステップは，冷やす生薬の黄芩・地黄・大黄の数と，温める生薬の桂皮・人参・当帰の数を比べれば，大雑把に漢方薬の寒熱が推測可能です．

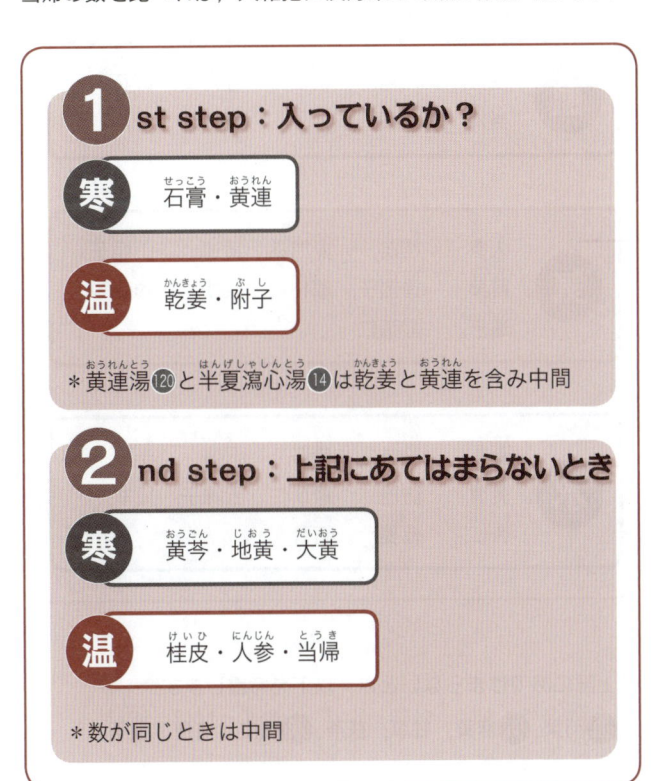

1st step：入っているか？

寒 石膏・黄連

温 乾姜・附子

＊黄連湯⑫と半夏瀉心湯⑭は乾姜と黄連を含み中間

2nd step：上記にあてはまらないとき

寒 黄芩・地黄・大黄

温 桂皮・人参・当帰

＊数が同じときは中間

気・血・水のルール

❶まず血に関係する生薬を覚えましょう．血虚に有効な四物湯⑪の構成生薬である当帰・芍薬・川芎・地黄と，駆瘀血効果の生薬である牡丹皮・桃仁・紅花・大黄を覚えれば十分です．血と気と水の順で考えましょう．気と水は後から覚えましょう．

血　地黄，川芎，桃仁，牡丹皮，紅花，当帰，大黄

気　人参，桂皮，麦門冬，黄連，山梔子，蘇葉，香附子，厚朴，柴胡，釣藤鈎，遠志，酸棗仁

水　蒼朮，白朮，猪苓，沢瀉，半夏，黄耆，防已，薏苡仁，五味子，細辛，杏仁，乾姜，石膏

❷上記にあてはまらないとき，以下を考慮します．
血 芍薬，**気** 麻黄，甘草，茯苓，**水** 陳皮，桔梗，茯苓

気逆・気うつ・気虚・血虚・瘀血・水毒のルール

理解のための15処方では

気　逆	桂皮、麦門冬＋半夏、黄連、山梔子、釣藤鈎が有効な状態	黄連解毒湯 ⑮
気うつ	蘇葉、香附子、厚朴が有効な状態	香蘇散 ⑰
気　虚	参耆剤（人参＋黄耆）または四君子湯類（人参・茯苓・甘草・蒼朮）が有効な状態	補中益気湯 ㊶ 十全大補湯 ㊽ 六君子湯 ㊸
血　虚	四物湯（当帰＋芍薬＋川芎＋地黄）が有効な状態	十全大補湯 ㊽
瘀　血	桃仁、牡丹皮、紅花、大黄、当帰の2つ以上を含む漢方薬が有効な状態	桂枝茯苓丸 ㉕
	当帰があり地黄がない漢方薬で解決する症状を含む漢方薬が有効な状態	当帰芍薬散 ㉓
水　毒	明らかに水毒は、茯苓、朮（蒼朮または白朮）、沢瀉、猪苓、半夏、防已を2つ以上含む漢方薬が有効な状態	
（広義の利水剤が効く状態）	●利水剤（尿量が増えて水のアンバランスを改善） 茯苓、朮、猪苓、沢瀉・麻黄など	五苓散 ⑰ 当帰芍薬散 ㉓ 真武湯 ㉚
	●駆水剤（尿量の増加と無関係に水のアンバランスを改善） 陳皮、半夏、黄耆、防已、薏苡仁など	六君子湯 ㊸
	●去痰・鎮咳剤（水のアンバランスを改善し痰や咳を治す） 桔梗、五味子、細辛、杏仁など	麻黄湯 ㉗

六病位のルール

❶真武湯㉚，麻黄附子細辛湯(127)

↓ No

❷白虎加人参湯㉞，茵蔯蒿湯(135)
❸大黄＋芒硝を含む

↓ No

❹桃仁，牡丹皮，紅花，大黄，川骨を２つ以上含む
❺柴胡，黄連，黄芩，石膏，猪苓，釣藤鈎，黄柏，
薏苡仁，牡蛎，桔梗，厚朴，麦門冬，陳皮を含む

↓ No

❻桂枝湯㊺を含む
❼麻黄，香附子，葛根を含む

↓ No

❽大黄甘草湯(84)
❾芍薬５g以上
❿当帰，人参，地黄，乾姜，呉茱萸，酸棗仁，黄耆，
膠飴を含む

↓ No

⓫少陽病　五苓散⑰

⑫例　外　※例外に該当するときは，パスして次に

❸通導散(105)，防風通聖散(62)
❺滋陰至宝湯(92)，越婢加朮湯㉘，当帰湯(102)，温経湯(106)，
❻当帰四逆加呉茱萸生姜湯㊳，桂枝加芍薬湯(60)，黄耆
黄湯(134)

88002-192 JCOPY

※赤字の漢方薬は理解のための15処方です．
※六病位の分類は「活用自在の処方解説」秋葉哲生より．

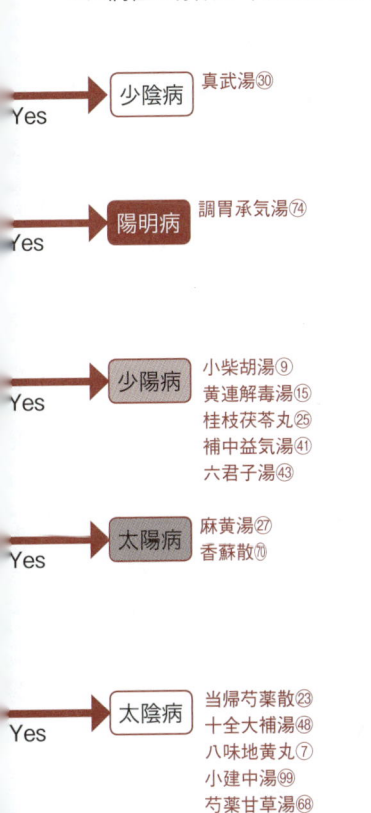

Yes → 少陰病 　真武湯㉚

Yes → 陽明病 　調胃承気湯㋎

Yes → 少陽病 　小柴胡湯⑨
　　　　　　　黄連解毒湯⑮
　　　　　　　桂枝茯苓丸㉕
　　　　　　　補中益気湯㊶
　　　　　　　六君子湯㊸

Yes → 太陽病 　麻黄湯㉗
　　　　　　　香蘇散㋀

Yes → 太陰病 　当帰芍薬散㉓
　　　　　　　十全大補湯㊽
　　　　　　　八味地黄丸⑦
　　　　　　　小建中湯㊴
　　　　　　　芍薬甘草湯㊻

厥陰病 　なし

進んでください

疎経活血湯㊼, 香蘇散㋀, 人参養栄湯⑱, 潤腸湯㊿
健中湯㊿, 小建中湯㊴, 当帰健中湯⑫, 桂枝加芍薬大

舌診のルール

病期（六病位）	舌の所見	理解のための 15 処方では
太陽病	なし	麻黄湯㉗, 香蘇散㉘
少陽病	厚い白苔	小柴胡湯⑨, 黄連解毒湯⑮ 五苓散⑰, 桂枝茯苓丸㉕ 補中益気湯㊶, 六君子湯㊸
陽明病	厚い黄苔	調胃承気湯㉞
太陰病	薄い白苔	当帰芍薬散㉓, 十全大補湯㊽ 八味地黄丸⑦, 小建中湯㊶ 芍薬甘草湯㊻
少陰病	さらに薄い白苔	真武湯㉚
厥陰病	なし	なし

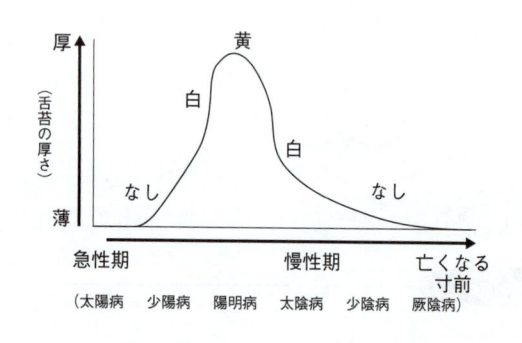

厚 ↑
（舌苔の厚さ）
薄

　　　　　　　黄
　　　　白　　　　白
　なし　　　　　　　　なし

急性期　　　　　慢性期　　　　亡くなる寸前

（太陽病　少陽病　陽明病　太陰病　少陰病　厥陰病）

22

脈診のルール

病期（六病位）		脈の所見	理解のための15処方では
太陽病	実証	皮膚の表面に大きく触れる（浮緊）	麻黄湯㉗
	虚証	皮膚の表面に小さく触れる（浮弱）	香蘇散(70)
少陽病		皮膚の中間に触れる（弦）	小柴胡湯⑨ 黄連解毒湯⑮ 五苓散⑰ 桂枝茯苓丸㉕ 補中益気湯㊶ 六君子湯㊸
陽明病		皮膚の奥の方で大きく触れる（沈実）	調胃承気湯(74)
太陰病		皮膚の奥の方で小さく触れる（沈弱）	当帰芍薬散㉓ 十全大補湯㊽ 八味地黄丸⑦ 小建中湯(99) 芍薬甘草湯(68)
少陰病		皮膚の奥の方でさらに小さく触れる（沈弱）	真武湯㉚
厥陰病		ほとんど触れない	なし

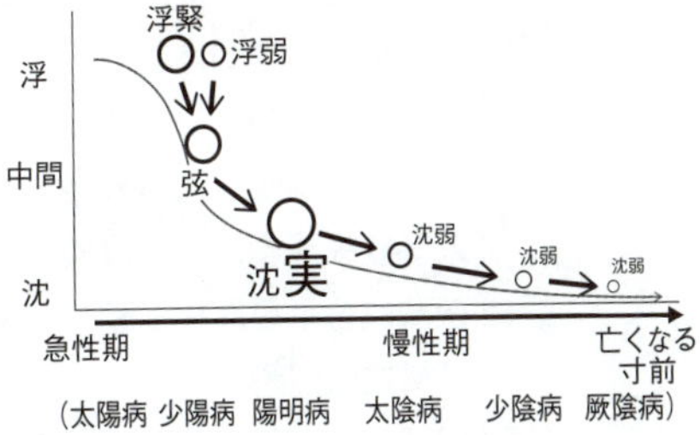

時間経過である太陽病（たいようびょう）から厥陰病（けっちんびょう）の横軸と脈の触れる深度を縦軸にします．浮とは皮膚の表面に脈が触れることで，皮膚にちょっと触るだけで脈を触れます．沈とは皮膚から深いところで脈が触れることです．少し触診の指を押し込まないと触れないイメージです．脈の大きさ（断面積）は○で示しています．

生薬での方向性

車前子(しゃぜんし)	泌尿器用	4	五淋散㊴, 竜胆瀉肝湯㊼, 牛車腎気丸⑩⑦, 清心蓮子飲⑪
五味子(ごみし)	呼吸器用	5	小青竜湯⑲, 清肺湯⑨⓪, 人参養栄湯⑩⑧, 苓甘姜味辛夏仁湯⑪⑨, 清暑益気湯⑬⑥
麦門冬(ばくもんどう)	呼吸器用	10	麦門冬湯㉙, 釣藤散㊼, 炙甘草湯㉞, 竹茹温胆湯㉑, 滋陰至宝湯㉒, 滋陰降火湯㉓, 辛夷清肺湯⑩④, 温経湯⑩⑥, 清心蓮子飲⑪, 清暑益気湯⑬⑥
陳皮(ちんぴ)	消化器用	24	半夏白朮天麻湯㊲, 補中益気湯㊶, 六君子湯㊸, 釣藤散㊼, 疎経活血湯㊾, 五積散㊽, 参蘇飲㊿, 茯苓飲㊿, 香蘇散⑦⓪, 平胃散⑦⑨, 二陳湯⑧①, 抑肝散加陳皮半夏㉓, 神秘湯㉘, 二朮湯㉘, 清肺湯⑨⓪, 竹茹温胆湯㉑, 滋陰至宝湯㉒, 滋陰降火湯㉓, 通導散⑩⑤, 人参養栄湯⑩⑧, 胃苓湯⑪⑤, 茯苓飲合半夏厚朴湯⑪⑥, 啓脾湯⑫⑧, 清暑益気湯⑬⑥
荊芥(けいがい)	皮膚用	8	十味敗毒湯⑥, 消風散㉒, 荊芥連翹湯㊿, 清上防風湯㊾, 治頭瘡一方㊾, 防風通聖散㉒, 当帰飲子㊻, 川芎茶調散⑫④

生薬	用途	数	処方
連翹 (れんぎょう)	皮膚用	8	荊芥連翹湯㊿, 柴胡清肝湯㊼, 清上防風湯㊽, 治頭瘡一方㊾, 防風通聖散㊻
桔梗 (ききょう)	排膿作用	12	十味敗毒湯⑥, 荊芥連翹湯㊿, 清上防風湯㊽, 防風通聖散㊻, 五積散㊽, 参蘇飲㊽, 柴胡清肝湯㊼, 清肺湯㊾, 竹茹温胆湯�91, 小柴胡湯加桔梗石膏⑩⑨, 排膿散及湯�025, 桔梗湯㊿
辛夷 (しんい)	耳鼻科用	2	葛根湯加川芎辛夷②, 辛夷清肺湯⑩④
茵蔯蒿 (いんちんこう)	黄疸用	2	茵蔯五苓散⑰*, 茵蔯蒿湯⑬⑤*
麻子仁 (ましにん)	下剤	3	潤腸湯�51, 炙甘草湯㊿, 麻子仁丸⑫⑥
薏苡仁 (よくいにん)	抗炎症作用	3	薏苡仁湯㊥, 麻杏薏甘湯㊼, 桂枝茯苓丸加薏苡仁⑫⑤
山椒 (さんしょう)	腹部膨満痛み	2	大建中湯⑩⓪, 当帰湯⑩②
阿膠 (あきょう)	止血	5	猪苓湯㊵, 炙甘草湯㊿, 芎帰膠艾湯㊼, 温経湯⑩⑥, 猪苓湯合四物湯⑫②
遠志 (おんじ)	気が鎮まる	3	帰脾湯�65, 人参養栄湯⑩⑧, 加味帰脾湯⑬⑦
釣藤鈎 (ちょうとうこう)	気が鎮まる	4	七物降下湯㊻, 釣藤散㊼, 抑肝散㊼, 抑肝散加陳皮半夏㊽

竜骨(りゅうこつ)	気が鎮まる	2	柴胡加竜骨牡蛎湯(さいこかりゅうこつぼれいとう)⑫，桂枝加竜骨牡蛎湯(けいしかりゅうこつぼれいとう)㉖
牡蛎(ぼれい)	気が鎮まる	4	安中散(あんちゅうさん)⑤，柴胡桂枝乾姜湯(さいこけいしかんきょうとう)⑪，柴胡加竜骨牡蛎湯(さいこかりゅうこつぼれいとう)⑫，桂枝加竜骨牡蛎湯(けいしかりゅうこつぼれいとう)㉖
酸棗仁(さんそうにん)	快眠の誘導	3	酸棗仁湯(さんそうにんとう)(103)，加味帰脾湯(かみきひとう)(137)，帰脾湯(きひとう)(65)
細辛(さいしん)	鎮痛	5	小青竜湯(しょうせいりゅうとう)⑲，麻黄附子細辛湯(まおうぶしさいしんとう)(127)，当帰四逆加呉茱萸生姜湯(とうきしぎゃくかごしゅゆしょうきょうとう)㊳，立効散(りっこうさん)(110)，苓甘姜味辛夏仁湯(りょうかんきょうみしんげにんとう)(119)
防已(ぼうい)	鎮痛	3	防已黄耆湯(ぼういおうぎとう)⑳，木防已湯(もくぼういとう)㊱，疎経活血湯(そけいかっけつとう)(53)
呉茱萸(ごしゅゆ)	温めて鎮痛	3	呉茱萸湯(ごしゅゆとう)㉛，当帰四逆加呉茱萸生姜湯(とうきしぎゃくかごしゅゆしょうきょうとう)㊳，温経湯(うんけいとう)(106)
苦参(くじん)	余分な熱を冷ます	2	消風散(しょうふうさん)㉒，三物黄芩湯(さんもつおうごんとう)(121)
知母(ちも)	清涼作用	6	白虎加人参湯(びゃっこかにんじんとう)，酸棗仁湯(さんそうにんとう)(103)，滋陰至宝湯(じいんしほうとう)(92)，滋陰降火湯(じいんこうかとう)(93)，辛夷清肺湯(しんいせいはいとう)(104)，消風散(しょうふうさん)㉒
葛根(かっこん)	鎮痛	4	葛根湯(かっこんとう)①，葛根湯加川芎辛夷(かっこんとうかせんきゅうしんい)②，升麻葛根湯(しょうまかっこんとう)(101)，参蘇飲(じんそいん)(66)

分類チャートも生薬の方向性も該当なしとなる処方

乾姜あり：黄連湯(おうれんとう)(120)，桂枝人参湯(けいしにんじんとう)(82)，人参湯(にんじんとう)㉜

乾姜なし：芍薬甘草湯(しゃくやくかんぞうとう)(68)，甘麦大棗湯(かんばくたいそうとう)(72)

*茵陳蒿湯や茵陳五苓散の蔯のクサカンムリは保険収載に従っています.

漢方用語の現代語訳

腹力	腹部の皮膚と皮下組織の緊張度
胸脇苦満（きょうきょうくまん）	肋骨弓下の圧痛
心下痞鞕（しんかひこう）	心窩部の圧痛
小腹鞕満（しょうふくこうまん）	下腹部の圧痛
小腹不仁（しょうふくふじん）	下腹部の筋力緊張低下
腹直筋の攣急	腹直筋が硬い
心下振水音	心窩部の水分貯留音
気逆	キレやすい状態
気うつ	ウツウツ気分
気虚	気力がない状態
血虚	貧血・栄養障害
瘀血	古血の溜まり
水毒	水のアンバランス
腎虚	初老期の諸々の訴え
脈が中間	脈が浅くもなく深くもなく触れる
虚証	弱々しいタイプ
実証	がっちりタイプ
駆瘀血作用	古血の溜まりを除く効果
太陽病	急性期
少陽病	こじれた状態，亜急性期
陽明病	お腹が張って稽留熱
太陰病	闘病力が低下している状態
少陰病	闘病力がもっと低下している状態
厥陰病	死ぬ寸前の状態

1 葛根湯 (かっこんとう)

3秒ルールでは

生薬構成 7種類	葛根 4, 大棗 3, 麻黄 3, 甘草 2, 桂皮 2, 芍薬 2, 生姜 2
15分類チャート	麻黄剤❶（急性期用 or 鎮痛） 桂枝湯類⓭（漢方の基本処方）
生薬での方向性	鎮痛（葛根）
虚 実	実証向　（簡易版 1.0） 　　　　　精密版 1.5
寒 熱	❷温める（桂皮）
気・血・水	❶気（桂皮）
気逆・気うつ・ 気虚・血虚・ 瘀血・水毒	気逆（桂皮）
腹 診	なし
六病位	太陽病 （❼麻黄）→舌の所見なし 　　　　　→浮緊の脈

（←漢方医レベル→　←達人レベル→）

どんな痛みも，汗ない風邪も，葛根湯で OK だ

保険適応病名・病態

自然発汗がなく頭痛，発熱，悪寒，肩こり等を伴う比較的体力のあるものの次の諸症：
感冒，鼻かぜ，熱性疾患の初期，炎症性疾患（結膜炎，角膜炎，中耳炎，扁桃腺炎，乳腺炎，リンパ腺炎），肩こり，上半身の神経痛，じんましん

こんな症状にも

関節痛，腰痛，寝違い，急性腸炎

ルールからイメージできる典型的患者像

生薬の方向性から葛根があるので鎮痛作用があるとわかる．虚実スコアでややがっちりタイプ（実証）用とわかる．桂皮があるので，精神的にキレやすい状態（気逆）にも有効で顔はやや赤いこともある．腹部所見に特徴はない．腹壁の緊張度（腹力）はやや固め，少なくとも軟弱ではない．むしろ心窩部の水分貯留音（心下振水音）があれば麻黄剤の禁忌となる．項背部がこわばることは勿誤薬室方函口訣にも記載があり，1つのヒント．麻黄剤にて鎮痛・解熱作用が期待できる．基本的には急性期に使用する漢方薬で太陽病向けとなる．

原典

「傷寒論（3世紀）」張仲景（150？〜219）

勿誤薬室方函口訣　抜粋・飛訳

葛根湯を外因性の疾患（外感）で項背部がこわばるときに使用することは，五尺の童子も知ることではあるが，古方の巧みな使用法が多々ある．長年の肩凝りがあり心窩部に差し込む者に，この処方で汗をかかせて忘れるようなものである．また独活と地黄を加えて産後の破傷風の軽いような状態（産後柔中風）を治す．また蒼朮と附子を加えて肩痛，臂痛を治す．川芎と大黄を加えて副鼻腔炎様の症状や目や鼻の痛みを治す．荊芥と連翹を加えて性感染症や梅毒による湿疹を治すなど，数え切れない．

2 葛根湯加川芎辛夷

3秒ルールでは

生薬構成 9種類	葛根 4, 大棗 3, 麻黄 3, 甘草 2, 桂皮 2, 芍薬 2, 川芎 2, 辛夷 2, 生姜 1
15分類チャート	麻黄剤❶（急性期用 or 鎮痛） 桂枝湯類⓭（漢方の基本処方）
生薬での方向性	耳鼻科用（辛夷） 鎮痛（葛根）

漢方医レベル

虚　実	実証向　（簡易版 1.0） 　　　　　精密版 1.5
寒　熱	❷温める（桂皮）
気・血・水	❶気（桂皮）・血（川芎）
気逆・気うつ・ 気虚・血虚・ 瘀血・水毒	気逆（桂皮）

達人レベル

腹　診	なし
六病位	太陽病 （❼麻黄）→舌の所見なし 　　　　　→浮緊の脈

ちくのうに・麻黄が飲めれば葛根湯加川芎辛夷

保険病名
鼻づまり，蓄膿症，慢性鼻炎

こんな症状にも
後鼻漏，慢性中耳炎，CPAPが気持ちよくない睡眠時無呼吸

ルールからイメージできる典型的患者像
葛根湯加川芎辛夷❷は葛根湯❶に川芎と辛夷という生薬を2つ加えた処方である．生薬の方向性から辛夷があれば耳鼻科用，葛根があるので鎮痛作用があるとわかる．辛夷を含む漢方薬は，葛根湯加川芎辛夷❷と辛夷清肺湯⑩である．ルールから導かれる所見は，辛夷による耳鼻科疾患向けのヒント以外は葛根湯❶と同一である．つまり虚実スコアからややがっちりタイプ（実証）用とわかる．桂皮があるので，キレやすい状態（気逆）にも有効で顔はやや赤いこともある．腹部所見に特徴はない．腹壁の緊張度（腹力）はやや固めとなり，少なくとも軟弱ではない．

ワンポイント・アドバイス
麻黄を含むので急性期用の漢方薬で，実際に六病位でも急性期（太陽病）用に分類される．しかし，蓄膿症などに使用するときは長期的に処方されることがある．太陽病というよりはこじれた状態（少陽病）がターゲットと思われる．麻黄剤にてエフェドリンによる血圧の上昇には常時注意が必要である．葛根湯加川芎辛夷❷は勿誤薬室方函口訣には記載がなく，江戸時代以前には川芎と大黄を加えて使用したと記載されている．明治期以降に大黄に代えて辛夷を使用したらしい．

原典
原典不詳．明治以降に日本で創作された

勿誤薬室方函口訣 抜粋・飛訳
収載なし．当時は副鼻腔炎もどきには，葛根湯加川芎大黄が使用されていたらしい．その後葛根湯加川芎辛夷は開発された．

3 乙字湯 (おつじとう)

3秒ルールでは

生薬構成 6種類	当帰 6, 柴胡 5, 黄芩 3, 甘草 2, 升麻 1, 大黄 0.5
15分類チャート	柴胡剤❷, 駆瘀血剤❿, 温性駆瘀血剤⓫, 大黄剤⓬
生薬での方向性	なし

漢方医レベル

	虚 実	実証向　（簡易版 0.0） 　　　　　精密版 1.0
	寒 熱	❷冷やす（黄芩・大黄・当帰）
	気・血・水	❶気（柴胡）・血（当帰・大黄）
	気逆・気うつ・ 気虚・血虚・ 瘀血・水毒	瘀血（当帰・大黄）

達人レベル

	腹 診	胸脇苦満（柴胡） 小腹鞕満（当帰・大黄）
	六病位	少陽病 （❺柴胡ほか）─▶白苔の舌 　　　　　　　└▶中間の脈

痔ならともかく乙字湯，大黄剤ゆえ下痢注意

保険病名
病状がそれほど激しくなく，体力が中位で衰弱していないものの次の諸症：
キレ痔，イボ痔

こんな症状にも
便秘症，陰部の痒痛

ルールからイメージできる典型的患者像
精密版の虚実スコアが1点にて体格は中等度以上で，ややがっちりタイプが典型的である．柴胡が含まれていると腹診上は肋骨弓下の圧痛（胸脇苦満）を呈する．そして古血の溜まりを除く（駆瘀血）作用がある当帰と大黄を含むので，瘀血に対する効果も強い漢方薬と理解できる．よって腹部所見には下腹部の圧痛（小腹鞕満）が認められることがある．

ワンポイント・アドバイス
柴胡と黄芩を含むと通常は処方に「柴」の字が付くが，乙字湯③は例外である．柴胡と黄芩には鎮静作用があるので，勿誤薬室方函口訣にも「心落ち着かないものを治す」とある．升麻は脱肛などを持ち上げる（升提）作用という意見もあるが，勿誤薬室方函口訣には犀角の代用で止血の効果を期待していると書かれている．

原典
「原南陽経験方」原南陽（1753〜1820）

勿誤薬室方函口訣　抜粋・飛訳
乙字湯は，原南陽が作ったもので，痔疾患，脱肛で，痛み激しく，また陰部の掻痒感を伴う時や，心落ち着かない者を治す．南陽は柴胡と升麻を升提（引き上げる）の意味で使用しているが，やはり熱を冷ますためと理解した方がいい．升麻は昔から犀角（サイの角）の代用品として止血の効果がある．この処方は，甘草を多量に使用しなければ効果がない．

5 安中散
あんちゅうさん

3秒ルールでは	
生薬構成 7種類	桂皮 4, 延胡索 3, 牡蛎 3, 茴香 1.5, 甘草 1, 縮砂 1, 良姜 0.5
15分類チャート	なし
生薬での方向性	気を鎮める（牡蛎）
虚 実	虚証向（簡易版 0.0） 精密版 −0.5
寒 熱	❷温める（桂皮）
気・血・水	❶気（桂皮）
気逆・気うつ・ 気虚・血虚・ 瘀血・水毒	気逆（桂皮）
腹 診	大動脈拍動の触知（牡蛎）
六病位	少陽病 （❺牡蛎）→白苔の舌 →中間の脈

漢方医レベル → 達人レベル

胃痛の胃薬安中散，延胡索は生理痛にも有効だ

保険病名
やせ型で腹部筋肉が弛緩する傾向にあり，胃痛または腹痛があって，ときに胸やけ，げっぷ，食欲不振，はきけなどを伴う次の諸症：神経性胃炎，慢性胃炎，胃アトニー

こんな症状にも
生理痛，胸痛，つわり

ルールからイメージできる典型的患者像
精密版の虚実スコアが－0.5点にてやや弱々しいタイプ（虚証）向けの漢方薬とわかる．牡蛎があるので気を鎮める作用があり，かつ腹診で大動脈の拍動が著明に触れることが処方選択のヒントになる．
桂皮があるので気も鎮まるし，温める作用もある．

ワンポイント・アドバイス
安中散❺は「胃痛」というキーワードで処方している．延胡索に鎮痛効果があるので，勿誤薬室方函口訣にも記載があるように婦人科関係の痛みにも有効なことがある．けっこう鎮痛効果が期待できる延胡索であるが不思議なことに，安中散❺にのみ含まれている．
延胡索の他，茴香，縮砂，良姜と4つの生薬が安中散❺にのみ使用されている．また，勿誤薬室方函口訣にあるように吐いている症例には無効なことが多い．

原典
「和剤局方（1107）」陳師文ら

勿誤薬室方函口訣　抜粋・飛訳
安中散は，世の中では幽門狭窄など（癖嚢）の主役と言われるが，嘔吐が甚だしい患者には無効である．痛みが激しい者を目標とする．繰り返す嘔吐（反胃）に用いるときも腹痛を目標とすべきである．また婦人科的な痛みにも効果がある．

6 十味敗毒湯 (じゅうみはいどくとう)

3秒ルールでは

生薬構成 10種類	桔梗 3, 柴胡 3, 川芎 3, 茯苓 3, 独活 1.5, 防風 1.5, 甘草 1, 荊芥 1, 生姜 1, 樸樕 3
15分類チャート	柴胡剤❷（亜急性期・慢性期用，抗炎症・鎮静作用）
生薬での方向性	排膿作用（桔梗），皮膚用（荊芥）
虚 実	中間向　（簡易版 0.0） 　　　　　精密版 0.0
寒 熱	❷中間（該当なし）
気・血・水	❶気（柴胡）・血（川芎）
気逆・気うつ・ 気虚・血虚・ 瘀血・水毒	なし
腹 診	胸脇苦満（柴胡）
六病位	少陽病 （❺柴胡ほか）─┬─►白苔の舌（稀に黄苔） 　　　　　　　　└─►中間の脈

漢方医レベル / 達人レベル

湿疹や蕁麻疹，ファーストチョイスは十味敗毒湯

保険病名
化膿性皮膚疾患・急性皮膚疾患の初期，じんましん，急性湿疹，水虫

こんな症状にも
皮膚科領域，乳腺炎，水虫，中耳炎

ルールからイメージできる典型的患者像
精密版の虚実スコアでも0点にて，中肉中背の人がメインターゲットとわかる．腹壁の緊張度は極端に強くも，虚弱でもない．荊芥(けいがい)を含むので皮膚疾患向けとわかる．そして桔梗(ききょう)を含有していることから排膿作用が強く期待できる．腹部所見では柴胡(さいこ)があるので肋骨弓下の圧痛（胸脇苦満(きょうきょうくまん)）を呈する．柴胡(さいこ)があれば六病位では少陽病期となり，舌の所見は白苔，脈は浅くも深くもなく触れる（中間）と理解できる．

ワンポイント・アドバイス
虚実スコアが0なので中肉中背の人だけではなく，むしろ，幅広く慢性の皮膚疾患で苦労している万人向けのファーストチョイスといったイメージだ．十味敗毒湯(じゅうみはいどくとう)⑥が有効な皮疹は膨隆疹で頂上に黄色い膿を持ったものと言われるが，膿を持っていなくても慢性湿疹や蕁麻疹に広く使用している．樸樕(ぼくそく)はクヌギといわれている．十味敗毒湯(じゅうみはいどくとう)⑥と治打撲一方(ぢだぼくいっぽう)(89)に含まれている．中国では使用されていない生薬だそうだ．どれほど有効性があるのか非常に気になる．煎じ薬の時は，樸樕(ぼくそく)を抜いて処方の有効性の差異を調べてみたいと常々思っている．

原典
「華岡青洲経験方」華岡青洲（1760〜1835）

勿誤薬室方函口訣　抜粋・飛訳
十味敗毒湯(じゅうみはいどくとう)は華岡青洲の荊防敗毒散(けいぼうはいどくさん)から生薬を取捨した処方にて，荊防敗毒散(けいぼうはいどくさん)よりはその力は優れている．

7 八味地黄丸 (はちみじおうがん)

3秒ルールでは

生薬構成 8種類	地黄 6, 山茱萸 3, 山薬 3, 沢瀉 3, 茯苓 3, 牡丹皮 2.5, 桂皮 1, 附子 0.5
15分類チャート	六味丸類❼（初老期の訴えに） 附子剤❽（冷えている状態に） 利水剤❾（水のアンバランスを改善）
生薬での方向性	なし
虚 実	虚証向 （簡易版−1.0） 精密版−1.5
寒 熱	❶強く温める（附子）
気・血・水	❶気（桂皮）・血（地黄・牡丹皮）・水（沢瀉）
気逆・気うつ・気虚・血虚・瘀血・水毒	気逆（桂皮）・水毒（茯苓・沢瀉）
腹 診	小腹不仁（牡丹皮・地黄・山茱萸・山薬・沢瀉・茯苓）
六病位	太陰病 (❿地黄) ─▶舌は薄白～特異所見なし 　　　　　 ─▶沈弱の脈

左側：漢方医レベル → 達人レベル

八味丸，これが腎虚に効きますよ

保険病名
疲労，倦怠感著しく，尿利減少または頻数，口渇し，手足に交互的に冷感と熱感のあるものの次の諸症：
腎炎，糖尿病，陰萎，坐骨神経痛，腰痛，脚気，膀胱カタル，前立腺肥大，高血圧

こんな症状にも
しびれ，OAB，白内障，耳鳴，こむらがえり，老人性皮膚掻痒症，皮膚疾患，胃痛，動悸

ルールからイメージできる典型的患者像
虚実スコアは精説版で−1.5，簡易版でも−1である．やや虚弱者向けの漢方薬とわかる．分類から六味丸87類で，附子剤で，利水剤とわかる．六味丸87類であれば腹部診察では下腹部の筋力緊張低下（小腹不仁）がヒントになる．附子剤にて冷えに有効とわかる．そして桂皮があるので，精神的にキレやすい状態（気逆）にも有効である．利水効果があるので下肢のむくみにも有効だ．

ワンポイント・アドバイス
八味地黄丸7が有効な状態を腎虚と考えるとわかりやすい．初老期のいろいろな訴え，つまり下肢のしびれ，痛み，精力気力の低下，難聴，めまい，耳鳴り，頻尿，インポテンツなどが腎虚である．そんな訴えを改善するための精一杯の昔の知恵である．

原典
「金匱要略（3世紀）」張仲景（150？〜219）

勿誤薬室方函口訣　抜粋・飛訳
八味丸（八味地黄丸）は，もっぱら下腹部を治す．よって小腹不仁，小便が漏れ出る，あるいは尿閉に使用する．また指で押してへこみが戻らない浮腫（虚腫）や疲労して腰痛（虚労腰痛）などにも効果がある．糖尿病などによる咽の渇き（消渇）にはこの処方に限る．張仲景が漢武帝の消渇を治したという物語がある．この処方は牡丹皮・桂枝・附子が大切である．済生方に，牛膝と車前子を加えた牛車腎気丸もあり，これも有用である．

8 大柴胡湯（だいさいことう）

3秒ルールでは	
生薬構成 8種類	柴胡6, 半夏4, 黄芩3, 芍薬3, 大棗3, 枳実2, 生姜1, 大黄1
15分類チャート	柴胡剤❷（亜急性期・慢性期用，抗炎症・鎮静作用），大黄剤⓬（下剤・鎮静・血の溜まりを改善）
生薬での方向性	なし
虚　実	実証向　（簡易版1.0） 精密版2.0
寒　熱	❷冷やす（黄芩・大黄）
気・血・水	❶気（柴胡）・血（大黄）・水（半夏）
気逆・気うつ・気虚・血虚・瘀血・水毒	なし
腹　診	胸脇苦満（柴胡）
六病位	少陽病 （❺柴胡ほか）―→白苔の舌（稀に黄苔） 　　　　　　　└→中間の脈

← 漢方医レベル →

← 達人レベル →

大黄含有柴胡剤,実証タイプのこじれた病気に

保険病名

比較的体力のある人で,便秘がちで,上腹部が張って苦しく,耳鳴り,肩こりなど伴うものの次の諸症:
胆石症,胆のう炎,黄疸,肝機能障害,高血圧症,脳溢血,じんましん,胃酸過多症,急性胃腸カタル,悪心,嘔吐,食欲不振,痔疾,糖尿病,ノイローゼ,不眠症

こんな症状にも

肝炎,肥満症,脂肪肝,高脂血症,不妊症,痔核,肥満,便秘

ルールからイメージできる典型的患者像

分類チャートから柴胡剤で大黄剤とわかる.虚実スコアは精密版で2点にて,がっちりタイプ(実証)向けの漢方薬である.きわめてがっちりタイプ用とまず理解しよう.実証で柴胡を含むので腹診で広範に著明な肋骨弓下の圧痛(胸脇苦満)を認めることが処方選択のヒントになる.便秘もヒントになる.

原典

「傷寒論,金匱要略(3世紀)」張仲景(150?〜219)

勿誤薬室方函口訣　抜粋・飛訳

大柴胡湯は,典型的な少陽病に用いることは勿論である.心下急,鬱々微煩を目的として,癇症の欝塞に用いれば非常に効果がある.強い胸脇苦満(肝実)には著効する.概して左から心窩部にかけて凝る.左の筋肉は拘攣し,これを触ると痛み,大便は硬く便秘で,喜怒などを目標にする.和田東郭一門の口訣に,男女とも櫛を通す度に髪が抜けて年不相応に髪がすくない状態は肝火が原因で,この処方が有効である.また赤痢などの下痢の初期,発熱,心下痞して嘔吐するとき,急いでこの処方を使用すべきである.また子供の栄養不良症で毒が原因のもの,この処方に当帰を加えて勢いを落とし,その後,小柴胡湯や小建中湯を処方する.また茵陳蒿を加えて黄疸するものを治す.鷓鴣菜を加えて蚘虫を治療するなど,使用方法は広範囲である.

9 小柴胡湯

3秒ルールでは	
生薬構成 7種類	柴胡 7, 半夏 5, 黄芩 3, 大棗 3, 人参 3, 甘草 2, 生姜 1
15分類チャート	柴胡剤❷（亜急性期・慢性期，抗炎症，鎮静作用）
生薬での方向性	なし
虚　実	中間　（簡易版 0.0） 　　　精密版 0.0
寒　熱	❷中間（人参・黄芩）
気・血・水	❶気（柴胡・人参）・水（半夏）
気逆・気うつ・気虚・血虚・瘀血・水毒	なし
腹　診	胸脇苦満（柴胡）
六病位	少陽病 （❺柴胡ほか）→白苔の舌 　　　　　　　→中間の脈

（漢方医レベル → 達人レベル）

人参含有柴胡剤，一般的なこじれた病気に

【警　告】

1. 本剤の投与により，間質性肺炎が起こり，早期に適切な処置を行わない場合，死亡等の重篤な転帰に至ることがあるので，患者の状態を十分観察し，発熱，咳嗽，呼吸困難，肺音の異常（捻髪音），胸部 X 線異常等があらわれた場合には，ただちに本剤の投与を中止すること．
2. 発熱，咳嗽，呼吸困難等があらわれた場合には，本剤の服用を中止し，ただちに連絡するよう患者に対し注意を行うこと．

【禁忌（次の患者には投与しないこと）】

1. インターフェロン製剤を投与中の患者
2. 肝硬変，肝癌の患者［間質性肺炎が起こり，死亡等の重篤な転帰に至ることがある.］
3. 慢性肝炎における肝機能障害で血小板数が 10 万/mm^3以下の患者［肝硬変が疑われる.］

保険病名

1. 体力中等度で上腹部がはって苦しく，舌苔を生じ，口中不快，食欲不振，時により微熱，悪心などのあるものの次の諸症：諸種の急性熱性病，肺炎，気管支炎，気管支喘息（きかんしぜんそく），感冒，リンパ腺炎，慢性胃腸障害，産後回復不全
2. 慢性肝炎における肝機能障害の改善

こんな症状にも

心身症，咽頭炎，耳下腺炎，副鼻腔炎，味覚障害，こじれた症状，経過の長い症状には基本的になんでも有効，舌痛，頭痛，陰部掻痒症，不眠，小児の便秘，こじれた状態（少陽病期）では，他の漢方薬＋小柴胡湯⑨が頻用される．

おまけ

不思議なことに，小柴胡湯（しょうさいことう）⑨含有の柴陥湯（さいかんとう）(73)，柴苓湯（さいれいとう）(114)，柴朴湯（さいぼくとう）(96)には警告文書はない．不思議なことだ．

ルールからイメージできる典型的患者像

分類チャートから柴胡剤とわかる．虚実スコアは簡易版でも，精密版でも０点であるから，典型的な体格は中肉中背である．そして力も中間となる．むしろ小柴胡湯⑨が中間になるように虚実スコアを工夫したといった方がいい．柴胡があれば，腹部所見に肋骨弓下の圧痛（胸脇苦満）を加えればよい．胸脇苦満の範囲は実証ほど広範で著明になるので，その点も中間と理解すればいい．それらが処方選択のヒントになる．気血水では，血に方向性を示す生薬が含まれていないことがわかる．少陽病にて舌は白苔で，脈は浅くもなく深くもなく触れる状態（中間）である．

ワンポイント・アドバイス

小柴胡湯⑨は少陽病期の王様の漢方薬である．小柴胡湯⑨に五苓散⑰を加えたものが柴苓湯(114)，半夏厚朴湯⑯を加えたものが柴朴湯(96)，小陥胸湯を加えたものが柴陥湯(73)になる．柴胡剤との合方でエキス剤として流布しているものは小柴胡湯⑨との合方のみで，大柴胡湯⑧との合方はない．

小柴胡湯⑨には漢方エキス剤のなかでは唯一警告次項が赤字赤枠で添付文書に記載されている．ところが，小柴胡湯⑨との合方である柴苓湯(114)，柴朴湯(96)，柴陥湯(73)には，この警告次項が含まれていない．なんとも不思議なことだ．間質性肺炎はいつも注意すべき重大な副作用である．空咳には常に気を配る必要がある．しかし，実際に重症になる頻度は少ない．飲みにくいと患者が自分の判断で止めるため，表面的には少ないという先生もいる．そうであれば，患者さんが飲みたくないと言えばやめるとうスタンスで問題ないとも思える．

おまけ

小柴胡湯⑨による間質性肺炎はごく希と思っている．証が合っていれば副作用は生じないと豪語する先生もいるが，僕にはそうは思えない．モダン・カンポウでは，「何か起これば，漢方の中止」である．ともかく，副作用なく使いたいものだ．

> (原典)「傷寒論,金匱要略（3世紀）」張仲景（150？～219）

勿誤薬室方函口訣　抜粋・飛訳

小柴胡湯（しょうさいことう）のヒントは，悪寒と熱が互いに往来（往来寒熱），胸から季肋部にかけて充満した状態で，その部を圧迫すると圧痛を訴える（胸脇苦満（きょうきょうくまん）），そして食欲なく，嘔吐，そして耳が聞こえない（耳聾）ことである．だいたいこれらの症状があれば，腹が張っていて陽明病と思えても（胃実の候（さい）），柴胡を与えるべきである．老医の説に，「脇下と手足の心と両処に汗なきものは，胃実の証ありとも柴胡を用うべし」とは，この意味である．概して，この処方は両側のあばらの違和感や，圧痛，攣急を目的とする．胸腹が痛み，攣急するには小建中湯（しょうけんちゅうとう）を用いるが，それでも治らないときにこの処方を使う．最近の人は，病気が体内に鬱積（積気）し，風邪を感じ，熱が裏にこもっていれば，必ず腹痛がある．このとき鍼や薬で治らないときには，この処方で速やかに治る．張仲景の言葉は欺いてはならない．また，小児が食が滞り，外邪も加わり，あるいは，マラリアのごときものも，この処方で治る．また長く大便が出ないものは，この処方で程よく大便が出で，病気が治る．横隔膜より上（上焦）が和して，津液が通じるという理屈である．後世に，小柴胡湯を三禁湯（しょうさいことうさんきんとう）と名付ける者は，発汗，吐下を禁ずる場合にこの処方を用いるからである．この処方に五味子（ごみし），乾姜（かんきょう）を加えて，風邪が胸や肋骨に迫り，舌にうっすらと白苔があって，咳嗽する患者に使用する．治験は「本草衍義（ほんぞうえんぎ）」の序例にある．葛根（かっこん），草菓（そうか），天花粉（てんかふん）を加えて，マラリアのような咳嗽甚だしい患者に用いる．和田東郭の経験である．その他，呉仁斎は小柴胡湯（しょうさいことう）の加減法は各方の下に述べる．

おまけ

保険適用漢方薬を1袋飲んで死亡したことはない．また保険適用漢方薬を妊娠時に飲んで，流産や早産した報告例も皆無である．どの漢方薬にも妊娠中の安全性は確立されていないと書いてある．不妊の治療や流産防止に役立つ当帰芍薬散（とうきしゃくやくさん）㉓にも同じ文言が見られる．

10 柴胡桂枝湯（さいこけいしとう）

3秒ルールでは	
生薬構成 9種類	柴胡5, 半夏4, 黄芩2, 甘草2, 桂皮2, 芍薬2, 大棗2, 人参2, 生姜1
15分類チャート	柴胡剤❷（亜急性期・慢性期用, 抗炎症・鎮静作用）， 桂枝湯類⓭（漢方の基本処方）
生薬での方向性	なし
虚 実	虚証向　（簡易版　0.0） 　　　　精密版−0.5
寒 熱	❷温める（桂皮・人参・黄芩）
気・血・水	❶気（柴胡・桂皮・人参）・水（半夏）
気逆・気うつ・ 気虚・血虚・ 瘀血・水毒	気逆（桂皮）
腹 診	胸脇苦満（柴胡）
六病位	少陽病 （❺柴胡ほか）─▶白苔の舌 　　　　　　　└▶中間の脈

左側註：漢方医レベル → 達人レベル →

＋桂枝湯で虚証向け．
小柴胡湯と柴胡桂枝湯の違いです

保険病名
発熱汗出て，悪寒し，身体痛み，頭痛，はきけのあるものの次の諸症：感冒・流感・肺炎・肺結核などの熱性疾患，胃潰瘍・十二指腸潰瘍・胆のう炎・胆石・肝機能障害・膵臓炎などの心下部緊張疼痛

こんな症状にも
胃痛，ノイローゼ，不眠，寝汗，腹痛，皮膚掻痒症，舌痛症，肋間神経痛

ルールからイメージできる典型的患者像
分類チャートから柴胡剤で，桂枝湯㊺類とわかる．精密版の虚実スコアでは－0.5点にてやや虚弱者（虚証）向けとなる．よって腹壁の緊張度もやや弱い程度である．桂皮が精神的にキレやすい状態（気逆）にも有効．頭痛などもヒントになる．柴胡剤にて肋骨弓下の圧痛（胸脇苦満）は見られるが，虚証にて広範ではない．

ワンポイント・アドバイス
小柴胡湯❾に桂枝湯㊺が加わったものが柴胡桂枝湯❿である．桂枝湯㊺が加わると虚証向けになるので，小柴胡湯❾よりは虚証向けと理解できる．桂枝湯㊺には芍薬と甘草があるので，腹直筋の攣急がみられることがある．ルール上は芍薬が4g以上の時に特に現れやすいとしている．

原典
「傷寒論，金匱要略（3世紀）」張仲景（150？〜219）

勿誤薬室方函口訣　抜粋・飛訳
柴胡桂枝湯は，世の中では風邪に対するファーストチョイス（風薬の套方）とされているが，それだけではない．心窩部が痛み腫瘤を感じるような病態（結胸）に類するような症状が目標である．もしも体表に病態があるときは桂枝を用いる．金匱要略では寒いときに痛む下腹部痛（寒疝腹痛）に用いて効くと言われている．今日では，疝気ぶるいといわれる状態である．また虫垂炎の手前のような状態で腹部全体がひきつれているが，急な熱のないときに，この処方が効く．

11 柴胡桂枝乾姜湯

3秒ルールでは	
生薬構成 7種類	柴胡6，黄芩3，栝楼根3，桂皮3， 牡蛎3，乾姜2，甘草2
15分類チャート	柴胡剤❷（亜急性期・慢性期用，抗炎症・鎮静作用）
生薬での方向性	気が鎮まる（牡蛎）
虚　実	虚証向　（簡易版　0.0） 　　　　　精密版−0.5
寒　熱	❶強く温める（乾姜）
気・血・水	❶気（柴胡・桂皮）・水（乾姜）
気逆・気うつ・気虚・血虚・瘀血・水毒	気逆（桂皮）
腹　診	胸脇苦満（柴胡） 大動脈の拍動（牡蛎）
六病位	少陽病 （❺柴胡ほか）→白苔の舌 　　　　　　　→中間の脈

（漢方医レベル／達人レベル）

48

乾姜含有柴胡剤，温めて治すよ

保険病名
体力が弱く，冷え症，貧血気味で，動悸，息切れがあり，神経過敏のものの次の諸症：
更年期障害，血の道症，神経症，不眠症

こんな症状にも
感冒，頭痛，冷え症，月経不順，動悸，高血圧，自律神経失調症，更年期障害

ルールからイメージできる典型的患者像
精密版の虚実スコアで−0.5点である．乾姜があるので強く温める漢方薬とわかる．牡蛎があり気を鎮める作用が予想でき，また桂皮から精神的にキレやすい状態（気逆）に有効とわかる．腹診所見は柴胡があるので肋骨弓下の圧痛（胸脇苦満）が見られるが，虚証にてその程度は軽く，範囲は狭い．牡蛎があるので大動脈の拍動を触れることがある．少陽病期にて舌は白苔，脈は浅くもなく深くもなく触れる状態（中間）である．

ワンポイント・アドバイス
柴胡は冷ます生薬であるが，強く温める乾姜があるので，温める傾向の強い柴胡剤と理解すると応用範囲が広がる．

原典
「傷寒論，金匱要略（3世紀）」張仲景（150 ?〜219）

勿誤薬室方函口訣　抜粋・飛訳
柴胡桂枝乾姜湯も，邪気が胸部にうっ血し心窩部が膨満して堅くなり触れると痛い症状（結胸）に類似した症状で，水分のアンバランスが心窩部に集まり，小便が減少し，頭から汗が出る者を治す．この症状は，体の深部から熱がわき出る症状の初期に多い．この処方に黄耆と鼈甲を加えると効果がある．この処方は軽い圧痛（心下微結）が目標である．水分が胸部や肋骨弓下に集まり，臓器を潤さないで，空咳が出るものに有効なことがある．小青竜湯のように心窩部に水分のアンバランスが集まって痰や咳が頻回に出る者に使用するのではない．

12 柴胡加竜骨牡蛎湯

	3秒ルールでは
生薬構成 10種類	柴胡 5, 半夏 4, 桂皮 3, 茯苓 3, 黄芩 2.5, 大棗 2.5, 人参 2.5, 牡蛎 2.5, 竜骨 2.5, 生姜 1
15分類チャート	柴胡剤❷（亜急性期・慢性期用，抗炎症・鎮静作用） 利水剤❾（水のアンバランスを改善）
生薬での方向性	気が鎮まる（牡蛎・竜骨）
虚 実	虚証向 （簡易版　0.0） 　　　　精密版−0.5
寒 熱	❷温める（人参・桂皮・黄芩）
気・血・水	❶気（柴胡・桂皮）・水（半夏）
気逆・気うつ・気虚・血虚・瘀血・水毒	気逆（桂皮）・水毒（茯苓・半夏）
腹 診	胸脇苦満（柴胡） 大動脈の拍動（牡蛎）
六病位	少陽病 （❺柴胡ほか）─┬─▶白苔の舌（稀に黄苔） 　　　　　　　└─▶中間の脈

漢方医レベル → / 達人レベル →

竜骨牡蛎の柴胡剤，気分を鎮める薬です

保険病名
比較的体力があり，心悸亢進，不眠，いらだち等の精神症状のあるものの次の諸症：
高血圧症，動脈硬化症，慢性腎臓病，神経衰弱症，神経性心悸亢進症，てんかん，ヒステリー，小児夜啼症，陰萎

こんな症状にも
更年期障害，円形脱毛症，めまい，肝炎，動悸，高血圧，自律神経失調症

ルールからイメージできる典型的患者像
精密版の虚実スコアは−0.5点である．これだけでは虚弱者（虚証）向きになる．傷寒論にある柴胡加竜骨牡蛎湯⑫には大黄がある．大黄を加えて精密版の虚実スコアを計算し直すと，0.5点となる．小柴胡湯⑨よりは実証向けに位置される．柴胡剤にて腹部所見で肋骨弓下の圧痛（胸脇苦満）があり，牡蛎があることから大動脈の拍動が触れることがある．

ワンポイント・アドバイス
柴胡加竜骨牡蛎湯⑫の位置は微妙である．柴胡剤として大柴胡湯⑧の次にランクされることが多いが，虚実にしばられることなく広範に使用できるイメージがある．大黄がなければたしかにそれも理解できる．

原典
「傷寒論（3世紀）」張仲景（150？〜219）

勿誤薬室方函口訣 抜粋・飛訳
柴胡加竜骨牡蛎湯は気持ちがうっ屈として生じる熱（欝熱）を鉱物などの重い薬物によって鎮静（鎮墜）することを目標とする．よって傷寒論にいうような胸の張り（胸満）や尋常でない驚き（煩驚）だけではなく，子どもや大人の精神が穏やかでない状態（小児驚癇）に使用する．急性発熱性疾患ではない一般病（雑病）では，柴胡桂枝乾姜湯との違いが難しい．いずれも動悸を1つのヒントにするからである．概して柴胡桂枝乾姜湯は虚証に，この処方は実証に使用する．

14 半夏瀉心湯 (はんげしゃしんとう)

3秒ルールでは	
生薬構成 7種類	半夏 5, 黄芩 2.5, 乾姜 2.5, 甘草 2.5, 大棗 2.5, 人参 2.5, 黄連 1
15分類チャート	瀉心湯類❸ （気を鎮める，抗炎症）
生薬での方向性	なし

漢方医レベル

虚 実	中間向 （簡易版 1.0） 精密版 0.0
寒 熱	❶中間 （乾姜・黄連）
気・血・水	❶気 （人参・黄連）・水 （乾姜・半夏）
気逆・気うつ・気虚・血虚・瘀血・水毒	気逆 （黄連）

達人レベル

腹 診	心下痞鞕 （黄連）
六病位	少陽病 （❺黄連ほか）──▶白苔の舌 （稀に黄苔） 　　　　　　　└─▶中間の脈

小柴胡湯の生薬をチェンジしただけ，柴胡→黄連，生姜→乾姜

保険病名
みぞおちがつかえ，ときに悪心，嘔吐があり食欲不振で腹が鳴って軟便または下痢の傾向のあるものの次の諸症：
急・慢性胃腸カタル，醗酵性下痢，消化不良，胃下垂，神経性胃炎，胃弱，二日酔，げっぷ，胸やけ，口内炎，神経症

こんな症状にも
抗がん剤副作用の下痢および口内炎，過敏性腸症候群，肩こり，うつ症状

ルールからイメージできる典型的患者像
黄連と黄芩があるので分類チャートから瀉心湯類となる．黄連があれば，腹部所見の心窩部の圧痛（心下痞鞕）がヒントになる．虚実スコアは簡易版で1点，精密版で0点となる．中肉中背からややがっちりタイプ（実証）向けといったイメージだ．腹部の緊張度も中間からややしっかりした所見となる．寒熱のルールは黄連が強く冷ます生薬で，一方乾姜が強く温める生薬のため，相殺して中間となる．黄連があるとこじれた状態（少陽病）に分類されるので，舌は白く，脈は中間となる．瀉心湯の場合は，舌はやや黄色みを帯びることもある．

ワンポイント・アドバイス
半夏瀉心湯⑭は小柴胡湯⑨の柴胡を黄連に代え，生姜を乾姜に変更したものである．よって，小柴胡湯⑨のようにこじれた状態に有効であることが理解できる．半夏瀉心湯⑭を胃薬の延長とだけ考えるのでは応用範囲が限られる．もっと幅広くいろいろな症状に有効である．是非試してもらいたい．

原典
「傷寒論，金匱要略（3世紀）」張仲景（150？～219）

勿誤薬室方函口訣　抜粋・飛訳
半夏瀉心湯は食事によって起こった心窩部痛（心下痞鞕）を目的にする．食事による嘔吐や吃逆，下痢にも効果がある．

15 黄連解毒湯 (おうれんげどくとう)

3秒ルールでは

生薬構成 4種類	黄芩 3, 黄連 2, 山梔子 2, 黄柏 1.5
15分類チャート	瀉心湯類❸（気を鎮める，抗炎症）
生薬での方向性	なし
虚 実	実証向（簡易版 2.0） 精密版 2.0
寒 熱	❶冷やす（黄連）
気・血・水	❶気（黄連・山梔子）
気逆・気うつ・ 気虚・血虚・ 瘀血・水毒	気逆（山梔子・黄連）
腹 診	心下痞鞕（黄連）
六病位	少陽病 （❺黄連ほか）─►白苔の舌（稀に黄苔） └─►中間の脈

左縦軸：漢方医レベル / 達人レベル

瀉心湯（黄連＋黄芩）の王様です

保険病名
比較的体力があり，のぼせぎみで顔色赤く，いらいらする傾向のある次の諸症：
鼻出血，高血圧，不眠症，ノイローゼ，胃炎，二日酔，血の道症，めまい，動悸，湿疹・皮膚炎，皮膚瘙痒症

こんな症状にも
二日酔い，鼻血，眼出血，アトピー性皮膚炎，過換気症候群，高血圧，更年期障害，自律神経失調症，動悸，めまい

ルールからイメージできる典型的患者像
黄連と黄芩があるので分類チャートから瀉心湯類となる．虚実スコアは簡易版，精密版とも2点のため，がっちりタイプ（実証）用とわかる．寒熱のルールは，黄連に着目すると冷やす漢方薬と判明する．山梔子と黄連がともに精神的にキレやすい状態（気逆）に有効にて，のぼせた赤ら顔を想像できる．腹部は実証にて緊満しており，黄連があるので心窩部の圧痛（心下痞鞕）を典型例では認める．大黄はないので便秘傾向はない．黄連があればこじれた状態（少陽病）にて，舌は白苔となるが，瀉心湯では黄色みがかることも多い．脈は中間となる．気血水のルールでも気だけに特に有効とわかる．血や水の作用する生薬がないことがむしろ魅力な漢方薬とわかる．

原典
「外台秘要（752）」王燾（670〜755）

勿誤薬室方函口訣　抜粋・飛訳
黄連解毒湯は，胸中熱邪を治す聖剤である．別名倉公の火剤という．苦味に耐えられないときはお茶のように振り出し薬（泡剤）として与える．熱が高く，空洞を下るような激しい下痢（下利洞泄）する者を治す．また狐や猫，鼠などの毒を和らげる．また笑いが止まらないものを治す．これもまた胸腔内が悶々として穏やかでない状態（心中懊悩）が原因であるからだ．また二日酔い（酒毒）にも有効だ．

16 半夏厚朴湯 (はんげこうぼくとう)

3秒ルールでは

生薬構成 5種類	半夏 6, 茯苓 5, 厚朴 3, 蘇葉 2, 生姜 1
15分類チャート	気剤⓮（気をめぐらせる） 利水剤❾（水のアンバランスを改善）
生薬での方向性	なし
虚 実	中間向　（簡易版　0.0） 　　　　　精密版　0.0
寒 熱	❷中間（該当なし）
気・血・水	❶気（蘇葉・厚朴）・水（半夏）
気逆・気うつ・ 気虚・血虚・ 瘀血・水毒	気うつ（厚朴・蘇葉） 水毒（半夏・茯苓）
腹 診	なし
六病位	少陽病 （❺厚朴）→ 白苔の舌 　　　　　　→ 中間の脈

漢方医レベル ／ 達人レベル

小半夏加茯苓湯＋蘇葉・厚朴で気分を晴らします

保険病名
気分がふさいで，咽喉，食道部に異物感があり，ときに動悸，めまい，嘔気などを伴う次の諸症：
不安神経症，神経性胃炎，つわり，せき，しわがれ声，神経性食道狭窄症，不眠症

こんな症状にも
誤嚥性肺炎，喘息，めまい，動悸，自律神経失調症，更年期障害，うつ症状

ルールからイメージできる典型的患者像
厚朴(こうぼく)があるので分類チャートからは気剤となる．また半夏(はんげ)と茯苓(ぶくりょう)があるので利水剤でもある．虚実スコアは簡易版，精密版とも0点にて，体格は中肉中背をイメージすればよい．特別がっちり過ぎるわけでも，虚弱すぎるイメージでもない．厚朴に加えて蘇葉(そよう)もあるので，気うつ，いわゆる「気の巡りが悪い」時に有効．

ワンポイント・アドバイス
気うつの所見の1つは咽中炙臠(いんちゅうしゃれん)で，これは咽に炙った肉がひっかかっている感じだそうだ．また，むかしは梅のタネが咽にある気分という意味で梅核気とも表現したそうだ．そんなことを言う現代人はいない．今は，耳鼻科に行ってファイバーで見てもらったが，異常はないといわれているが，でも咽がふさがれた感じが拭えないといった表現をする．

原典
「金匱要略（3世紀）」張仲景（150？〜219）

勿誤薬室方函口訣　抜粋・飛訳
半夏厚朴湯(はんげこうぼくとう)は，局方では四七湯と呼ばれている．気剤の権輿（大本）である．よってヒステリー球（梅核気）を治すだけではなく，いろいろな気の疾患に活用してよい．金匱要略や千金方では婦人にのみ活用するとあるが，これは間違いである．婦人は気うつが多いので，血病の気より生じる者が多い．

17 五苓散 (ごれいさん)

3秒ルールでは	
生薬構成 5種類	沢瀉 4, 蒼朮 3, 猪苓 3, 茯苓 3, 桂皮 1.5
15分類チャート	利水剤❾（水のアンバランスを改善）
生薬での方向性	なし
虚 実	虚証向　（簡易版　0.0） 　　　　　精密版 −0.5
寒 熱	❷温める（桂皮）
気・血・水	❶気（桂皮）・水（蒼朮・猪苓・沢瀉）
気逆・気うつ・ 気虚・血虚・ 瘀血・水毒	気逆（桂皮）・水毒（茯苓・沢瀉・蒼朮・猪苓）
腹 診	なし
六病位	少陽病 ⓫ ─┬─ 白苔の舌 　　└─ 中間の脈

（左側：漢方医レベル／達人レベル）

4つの生薬で利尿効果＆子どもの万能薬

保険病名
口渇，尿量減少するものの次の諸症：
浮腫，ネフローゼ，二日酔，急性胃腸カタル，下痢，悪心，嘔吐，めまい，胃内停水，頭痛，尿毒症，暑気あたり，糖尿病

こんな症状にも
慢性硬膜下血腫，唾液分泌過多，帯状疱疹，乗り物酔い，暑気あたり，片頭痛，三叉神経痛

ルールからイメージできる典型的患者像
茯苓，猪苓，沢瀉，蒼朮と利水の生薬が4つもあるので利水剤の王様．そして桂皮があるので精神的にキレやすい状態（気逆）に有効．気血水のルールから血に関する生薬が含まれていないことが特徴とわかる．虚実スコアは簡易版では0点，精密版では桂皮があるので，−0.5点となる．中肉中背，むしろ幅広く使えるイメージである．腹部は特段に緊張もなく，また華奢でもない．

ワンポイント・アドバイス
茯苓，猪苓，沢瀉，蒼朮をすべて含む漢方薬は五苓散⑰の関連処方である柴苓湯⑭，胃苓湯⑮，茵蔯五苓散⑰のみ．

原典
「傷寒論，金匱要略（3世紀）」張仲景（150？〜219）

勿誤薬室方函口訣 抜粋・飛訳
五苓散は「傷寒渇而小便不利」が目標であるが，水を飲んでは直ぐに吐き出す（水逆の嘔吐）にも使用できる．また水が溜まって眩暈するときにも有効である．その使用範囲は広い．その後，いろいろな生薬を加えて水分のアンバランスによる気の病気にも活用している．この処方は散剤で使用すべきである．煎じ薬とすると効果は劣る．胃苓湯や柴苓湯として使用するときは，煎じ薬でよい．いろいろな薬で効果がないときは，五苓散加茴香にて効くことがある．腸管の水分バランスを改善するという理由による．

18 桂枝加朮附湯（けいしかじゅつぶとう）

3秒ルールでは

生薬構成 7種類	桂皮 4, 芍薬 4, 蒼朮 4, 大棗 4, 甘草 2, 生姜 1, 附子 0.5
15分類チャート	桂枝湯類⓭（漢方の基本処方） 附子剤❽（冷えている状態に）
生薬での方向性	なし
虚 実	虚証向　（簡易版 −1.0） 　　　　　精密版 −1.5
寒 熱	❶強く温める（附子）
気・血・水	❶気（桂皮）・水（蒼朮）
気逆・気うつ・ 気虚・血虚・ 瘀血・水毒	気逆（桂皮）
腹 診	腹直筋の攣急（芍薬 4g 以上＋甘草）
六病位	太陽病 （❻桂枝湯）→舌の所見なし 　　　　　　→浮弱の脈

（左側：漢方医レベル → 達人レベル）

桂枝湯＋蒼朮・附子，麻黄なしの痛み止め

保険病名
関節痛，神経痛

こんな症状にも
しびれ，糖尿病性神経障害，腱鞘炎，半身不随後遺症，冷え症

ルールからイメージできる典型的患者像
附子を含む桂枝湯㊺にて，分類チャートからは附子剤で桂枝湯㊺類とわかる．虚実スコアは簡易版で－1点，精密版で－1.5点となり虚弱な人向けとイメージできる．桂皮があるので気逆に有効で，また芍薬が4g以上で甘草があるので腹診所見に腹直筋の攣急（過度の緊張）があることが特徴．虚弱な体型にて腹部の緊張度は弱い．

ワンポイント・アドバイス
芍薬と甘草があると，腹診で腹直筋の攣急を認める．特に芍薬の量が4g以上になると，腹直筋の攣急が処方選択のヒントに直接に加わることが多い．しかし，これはあくまでヒントにて，腹直筋の攣急がないからといって，桂枝加朮附湯⑱の処方をためらう必要は全くない．桂枝湯㊺は漢方の基本処方，特に傷寒論が大切にしている古方の基本処方である．その桂枝湯㊺に附子と利水効果の強い蒼朮を加えた処方が桂枝加朮附湯⑱である．鎮痛作用を附子に期待するときは，附子を増量した方が効果は増強する．附子末は単独で併用のために処方可能．

原典
「吉益東洞経験方」吉益東洞（1702～1773）

勿誤薬室方函口訣　抜粋・飛訳
桂枝加朮附湯は疲れ果てて精力を失うときの主薬であるが，小児の尿漏れにも効果がある．60歳代，尾州殿の老女が，頻尿で，2時間に5～6回トイレに行っていた．下腹部は攣急しており，他に症状はなかった．この処方を長く飲んで治った．

19 小青竜湯 (しょうせいりゅうとう)

3秒ルールでは

生薬構成 8種類	半夏 6, 乾姜 3, 甘草 3, 桂皮 3, 五味子 3, 細辛 3, 芍薬 3, 麻黄 3
15分類チャート	麻黄剤❶（急性期用，鎮痛）
生薬での方向性	呼吸器用（五味子） 鎮痛（細辛）
虚 実	実証向 （簡易版　1.0） 　　　　 精密版　0.5
寒 熱	❶強く温める（乾姜）
気・血・水	❶気（桂皮）・水（半夏・五味子・乾姜）
気逆・気うつ・ 気虚・血虚・ 瘀血・水毒	気逆（桂皮）
腹 診	なし
六病位	太陽病 （❼麻黄）─▶舌の所見なし 　　　　　　─▶浮緊の脈

左側：漢方医レベル／達人レベル

乾姜含有麻黄剤，鼻水花粉のファーストチョイス

保険病名

下記疾患における水様の痰，水様鼻汁，鼻閉，くしゃみ，喘鳴，咳嗽，流涙：
気管支炎，気管支喘息，鼻炎，アレルギー性鼻炎，アレルギー性結膜炎，感冒

こんな症状にも

冷えを伴う花粉症，喘息，湿疹，くしゃみ，蓄膿症

ルールからイメージできる典型的患者像

麻黄があるので分類チャートから麻黄剤となる．生薬の方向性からは細辛があり鎮痛作用となる．虚実スコアは簡易版で1点，精密版で0.5点となり，ややがっちりタイプ（実証）向けとわかる．寒熱のルールは乾姜があるので温める漢方薬となる．腹部所見に特別な所見はない．腹部の緊張度は中等度以上である．

ワンポイント・アドバイス

麻黄剤ではあるが「麻」の字が名前にないときは要注意．あまりにも虚証の人が麻黄剤を飲むと，ムカムカ，ドキドキする．また食欲がなくなる．麻黄剤で強く温める生薬である乾姜を含むものは，小青竜湯⑲のみにて，それが小青竜湯⑲の特徴である．

原典

「傷寒論，金匱要略（3世紀）」張仲景（150？〜219）

勿誤薬室方函口訣　抜粋・飛訳

小青竜湯は表証が取れずに，心窩部に水分のアンバランスがあり，咳き込む者を治す．また水液が体表に溜まり，四肢などに浮腫を生じる病態（溢飲）の咳嗽にも使用する．咳嗽喘急が寒さ暑さで必ず発症し，痰沫を吐き，臥床することができない状態は心下に水飲があるからである．この処方が有効である．もし上気し煩躁があれば石膏を加える．汗が出るときに石膏を使用するのは麻杏甘石湯と同じ理由である．

20 防已黄耆湯

3秒ルールでは		
生薬構成 6種類	黄耆 5, 防已 5, 蒼朮 3, 大棗 3, 甘草 1.5, 生姜 1	
15分類チャート	利水剤❾（水のアンバランスを改善）	
生薬での方向性	鎮痛（防已）	
漢方医レベル	虚 実	虚証向　（簡易版　0.0） 　　　　　精密版 −1.0
	寒 熱	❷中間（該当なし）
	気・血・水	❶水（蒼朮・防已・黄耆）
	気逆・気うつ・ 気虚・血虚・ 瘀血・水毒	水毒（防已・蒼朮）
達人レベル	腹 診	なし
	六病位	太陰病 （❿黄耆）→舌は薄白〜特異所見なし 　　　　　→沈弱の脈

寝汗と痛みをとめますよ．黄耆・防已の作用です

保険病名
色白で筋肉軟らかく水ぶとりの体質で疲れやすく，汗が多く，小便不利で下肢に浮腫をきたし，膝関節の腫痛するものの次の諸症：腎炎，ネフローゼ，妊娠腎，陰嚢水腫，肥満症，関節炎，癰，癤，筋炎，浮腫，皮膚病，多汗症，月経不順

こんな症状にも
関節水腫，感冒，肥満症，冷え症，多汗症

ルールからイメージできる典型的患者像
防已と蒼朮あるので分類チャートから利水剤となる．生薬の方向性からは防已があるので鎮痛作用となる．虚実スコアは簡易版で0点，精密版で−1点である．虚弱者（虚証）向けとわかるが，防已黄耆湯⑳の虚証のイメージは水太りで筋肉量が少ないものが典型的である．黄耆があるので，闘病力が低下している状態（太陰病）に分類される．

ワンポイント・アドバイス
黄耆は汗を止める作用もある．無駄な汗は虚証の人がかきやすい．防已黄耆湯⑳は変形性膝関節症の第一選択薬であるが，なかなか著効例は少ない．やはり越婢加朮湯㉘を加えると著効する．しかし，越婢加朮湯㉘は麻黄剤にて飲めない可能性が高い．でも防已黄耆湯⑳単独では痛みが取れない時には，試してみる価値はある．

原典
「金匱要略（3世紀）」張仲景（150？〜219）

勿誤薬室方函口訣　抜粋・飛訳
防已黄耆湯は，風湿表虚の者を治す．汗が止まらない者や，常に皮膚に湿り気のあるものに用いて効果がある．麻杏薏甘湯と虚実の違いがある．麻杏薏甘湯は脈が浮で，汗がなく，悪風する者に用いて汗を出させる．この処方は脈が浮で，汗が出ていて，悪風するものに用いて，そららを治す．急性発熱性疾患に麻黄と桂枝の違いがあることと同じである．

21 小半夏加茯苓湯 (しょうはんげかぶくりょうとう)

３秒ルールでは

生薬構成 3種類	半夏 6，茯苓 5，生姜 1.5
15分類チャート	利水剤❾（水のアンバランスを改善）
生薬での方向性	なし
虚　実	中間向　（簡易版　0.0） 　　　　　精密版　0.0
寒　熱	❷中間（該当なし）
気・血・水	❶水（半夏）
気逆・気うつ・ 気虚・血虚・ 瘀血・水毒	水毒（半夏・茯苓）
腹　診	なし
六病位	少陽病 (⓫)─┬─▶白苔の舌 　　　└─▶中間の脈

※左側：漢方医レベル／達人レベル

半夏・生姜・茯苓が小半夏加茯苓湯，これがつわりの特効薬とは！

保険病名
体力中等度の次の諸症：
妊娠嘔吐（つわり），そのほかの諸病の嘔吐（急性胃腸炎，湿性胸膜炎，水腫性脚気，蓄膿症）

こんな症状にも
二日酔い，胃もたれ，乗物酔，しゃっくり，めまい

ルールからイメージできる典型的患者像
半夏と茯苓があるので分類チャートから利水剤となる．その２つの生薬に生姜が加わったものが小半夏加茯苓湯㉑で，構成生薬数は３つである．虚実スコアも簡易版，精密版とも０点．よって中肉中背のイメージが典型的である．腹部所見は，腹壁の緊張度が中等度以外は，特別影響を与えるような生薬もない．寒熱のルールもステップ１，またはステップ２ともに当てはまる生薬がなく，温めも冷やしもしないと結論される．

ワンポイント・アドバイス
小半夏加茯苓湯㉑に厚朴と蘇葉を加えると半夏厚朴湯⑯になる．小半夏加茯苓湯㉑に気剤の作用はほとんどないので，蘇葉と厚朴の気剤としての有効性を再確認できる．

原典
「金匱要略（3世紀）」張仲景（150？〜219）

勿誤薬室方函口訣　抜粋・飛訳
小半夏湯は吐いている患者への聖剤である．水を吐き出すような嘔吐にも効くことがある．水で腹が張っている状態は，心窩部の手掌大の広さだけが冷えている．そんなときは百発百中である．
小半夏加茯苓湯は，小半夏湯の適応で，胃に水分が停滞し（停飲），咽が渇いている者を治す．また嘔吐し，食事が出来ず，心窩部に圧痛があり，まためまいに効果がある．また食事がすすまない者や，マラリア（瘧）にかかってから日を経ても食欲がないものには，生姜を加えるとよく効く．

22 消風散 (しょうふうさん)

3秒ルールでは	
生薬構成 13種類	石膏 3, 地黄 3, 当帰 3, 牛蒡子 2, 蒼朮 2, 防風 2, 木通 2, 知母 1.5, 甘草 1, 苦参 1, 荊芥 1, 胡麻 1.5, 蝉退 1
15分類チャート	なし
生薬での方向性	皮膚用（荊芥） 清涼作用（知母） 余分な熱を冷ます（苦参）

漢方医レベル

	虚 実	中間向　（簡易版 −1.0） 　　　　　精密版　0.0
	寒 熱	❶強く冷やす（石膏）
	気・血・水	❶血（地黄・当帰）・水（蒼朮・石膏）
	気逆・気うつ・ 気虚・血虚・ 瘀血・水毒	なし

達人レベル

	腹 診	なし
	六病位	少陽病 （❺石膏） ─┬→白苔の舌（稀に黄苔） 　　　　　　 └→中間の脈

68

夏悪くなる湿疹には消風散，確かに石膏入っている

保険病名
分泌物が多く，かゆみの強い慢性の皮膚病（湿疹，蕁麻疹，水虫，あせも，皮膚瘙痒症）

こんな症状にも
ふけ，水虫，蕁麻疹，あせも，ニキビ

ルールからイメージできる典型的患者像
分類チャートに当てはまる生薬はない．しかし生薬の方向性からは荊芥があるので，皮膚疾患に方向性がある漢方薬だと推測できる．また，苦参の存在から余分な熱を冷まし，知母があるので清涼作用があるとわかる．虚実スコアは簡易版で−1.0点，精密版で0点である．中間からやや虚証向けとなる．腹部の緊張度は中等度からやや弱いとなる．寒熱のルールは石膏に着目するとファーストステップからオートマチックに冷やす漢方薬とわかる．以上から冷やす効果の強い皮膚疾患向け漢方薬となるので，「夏に悪化する湿疹」に有益と推測できる．

ワンポイント・アドバイス
皮膚疾患ではファーストチョイスは十味敗毒湯❻であることが多い．しかし，夏悪化する皮膚疾患では消風散㉒が著効することがある．一方で冬に悪化する皮膚疾患では温清飲㊲が有効なことがある．消風散㉒の特徴は蟬退を含んでいることである．蟬退は消風散㉒のみに使用されており，セミの抜け殻である．こんなものがどこまで有効かは疑問であるが，十味敗毒湯❻や温清飲㊲が無効で，消風散㉒が有効な例を経験すると，蟬退が大切なのかと思ってしまう．それを調べたければ，消風散㉒著効例に消風散㉒から蟬退を除いた漢方薬を出してみれば簡単にわかりそうだ．いつかやってみよう．

原典
「外科正宗（1617）」陳実功（1555〜1636）

勿誤薬室方函口訣　抜粋・飛訳
消風散は風湿血脈が原因の湿疹を治す．

23 当帰芍薬散 (とうきしゃくやくさん)

3秒ルールでは	
生薬構成 6種類	芍薬 4, 蒼朮 4, 沢瀉 4, 茯苓 4, 川芎 3, 当帰 3
15分類チャート	利水剤❾（水のアンバランスを改善） 温性駆瘀血剤⓫（血の溜まりを改善）
生薬での方向性	なし
虚　実	虚証向　（簡易版-1.0) 　　　　　精密版-1.0
寒　熱	❷温める（当帰）
気・血・水	❶血（当帰・川芎）・水（蒼朮・沢瀉）
気逆・気うつ・ 気虚・血虚・ 瘀血・水毒	瘀血（当帰あり地黄なし） 水毒（蒼朮・沢瀉・茯苓）
腹　診	小腹鞕満（当帰あり地黄なし）
六病位	太陰病 （❿当帰）━┳━▶舌は薄白〜特異所見なし 　　　　　　┗━▶沈弱の脈

漢方医レベル / 達人レベル

地黄なしの四物湯＋3つの利水作用の生薬

保険病名
筋肉が一体に軟弱で疲労しやすく，腰脚の冷えやすいものの次の諸症：
貧血，倦怠感，更年期障害（頭重，頭痛，めまい，肩こり等），月経不順，月経困難，不妊症，動悸，慢性腎炎，妊娠中の諸病（浮腫，習慣性流産，痔，腹痛），脚気，半身不随，心臓弁膜症

こんな症状にも
脳血管性認知症，嗅覚障害，頻尿，耳鳴，にきび，冷え症，紫斑病，頭痛，疲労感，めまい，花粉症

ルールからイメージできる典型的患者像
当帰があって地黄がないので分類チャートからは温性駆瘀血剤となる．また茯苓，蒼朮，沢瀉があるので利水剤とわかる．虚実スコアは簡易版，精密版とも－1点となる．虚弱者（虚証）向けの瘀血症状改善薬（駆瘀血剤）という位置づけだが，利水効果も伴っていることが特徴である．寒熱のルールからは，当帰があるので温める漢方薬と推測できる．腹部所見は，腹壁の緊張は弱く，そして瘀血の所見である下腹部の圧痛（小腹鞕満）を認めることがヒントになる．

ワンポイント・アドバイス
竹久夢二の美人画に登場する女性のイメージと言われることがある．確かに少々むくんでいるようにも思える．

原典
「金匱要略（3世紀）」張仲景（150？～219）

勿誤薬室方函口訣　抜粋・飛訳
当帰芍薬散は，吉益南涯が好んで，諸病に活用した．その治験は「続建殊録」に詳しく書いてある．婦人の腹痛を治すのが本来の役目であるが，血の異常を正し，水分のアンバランスを治す働きをもつ薬である．建中湯の適応症で水分のアンバランスを持つ者，逍遙散の症状で痛みを伴う者，いずれにも広く有効である．華岡青洲は呉茱萸を加えて多々使用していた．

24 加味逍遙散 (かみしょうようさん)

3秒ルールでは	
生薬構成 10種類	柴胡 3, 芍薬 3, 蒼朮 3, 当帰 3, 茯苓 3, 山梔子 2, 牡丹皮 2, 甘草 1.5, 生姜 1, 薄荷 1
15分類チャート	柴胡剤❷・利水剤❾ 温性駆瘀血剤⓫・駆瘀血剤❿
生薬での方向性	なし
虚 実	虚証向 (簡易版−1.0) 精密版−1.0
寒 熱	❷温める（当帰）
気・血・水	❶気（柴胡・山梔子）・血（当帰・牡丹皮）・水（蒼朮）
気逆・気うつ・気虚・血虚・瘀血・水毒	気逆（山梔子）・瘀血（当帰・牡丹皮） 水毒（蒼朮・茯苓）
腹 診	胸脇苦満（柴胡） 小腹鞕満（当帰・牡丹皮）
六病位	少陽病 （❺柴胡）──▶白苔の舌（稀に黄苔） 　　　　　　└─▶中間の脈

※左側: 漢方医レベル / 達人レベル

いつも愚痴．そんな女性と，そして男性にも

保険病名
体質虚弱な婦人で肩がこり，疲れやすく，精神不安などの精神神経症状，ときに便秘の傾向のある次の諸症：
冷え症，虚弱体質，月経不順，月経困難，更年期障害，血の道症

こんな症状にも
のぼせ，ヒステリー症，便秘，不眠症，酒さ，手掌角皮症，うつ症状，湿疹，ホットフラッシュ

ルールからイメージできる典型的患者像
柴胡があるので分類チャートから柴胡剤となる．そして当帰と牡丹皮があるので駆瘀血剤とも分類できる．一方で当帰があり地黄がないので温性駆瘀血剤の範疇にも入る．また茯苓と蒼朮があるので利水剤としての正確も併せ持つ．虚実スコアは簡易版，精密版とも－1点となる．よってやや虚証者（虚証）向けで，腹壁の緊張度は比較的弱く，古血の溜まり（瘀血）の所見である下腹部の圧痛（小腹鞕満）を認めることが典型的なイメージである．精神的にキレやすい状態（気逆）に有効な山梔子を含んでいるので，顔がのぼせていたり，頭痛持ちであることもヒントになる．

ワンポイント・アドバイス
逍遙散に牡丹皮と山梔子を加えた処方が加味逍遙散㉔である．別名を丹梔逍遙散という．こちらを知っていれば加味が牡丹皮と山梔子であることは簡単に推測可能である．加味逍遙散㉔は不定愁訴，更年期障害，自律神経失調症といった現代医学のバスケットダイアグノーシス（ゴミ箱診断）に有効であることが多く，とくに臨床では重宝する処方と思っている．患者の訴えにあまり左右されずに気長に処方し続けることで，じわじわと患者はよくなっていく．患者の希望に添って薬を変更すると，加味逍遙散㉔の魅力を知る前に，処方を変えることになりかねない．そのあたりのさじ加減は，やはり本で述べることはなかなかむずかしい．

原典
「女科撮要（1548）」薛己（1486～1558）【ツムラでは和剤局方】

勿誤薬室方函口訣　抜粋・飛訳

加味逍遙散は，熱を冷ますことが主で，上半身に血証があるときに有効である．よって，逍遙散の適応症状で，頭痛，ホットフラッシュ，肩凝り，鼻血などに有効なことがある．また下半身の熱（下部の湿熱）を冷ます．婦人の泌尿器感染症には，竜胆瀉肝湯よりも虚証の人に使用して効果がある．一方で寒気と熱があり嘔気あるときは，小柴胡湯に山梔子を加えるべきである．また疥癬などで甚だしく痒くていろいろな治療の効果がないときは，この処方に四物湯を併用して効果があった経験がある．華岡青洲はこの処方に地骨皮と荊芥を加えて手掌角皮症（鵝掌風）に使用した．また便秘で朝夕に気持ちよく出ないという者には，どんな病気であるにかかわらずこの処方を使用すれば快便となり，諸病も治るという．

逍遙散は小柴胡湯が変化したものである．小柴胡湯よりは少し肝虚の患者で，補中益気湯よりは遙かに元気な患者に使用する．もっぱら婦人の虚労を治すが，体や気力は強壮ではなく，日頃から血気が盛んではなく，また往来寒熱あり，あるいは頭痛，口が苦く，または頬が赤く，マラリアの様な寒熱があり，または月経不調で不平不満が絶えず，また小便が出しぶり，俗に言う「せうかち」の如く，いろいろと不平不満があるものに使用する．「内科摘要」に牡丹皮・山梔子を加えるのは鎮静のためである．

おまけ

傷寒論太陽病上編に以下の条文がある．

「太陽病三日，已発汗，若吐，若下，若温針，仍不解者，此為壊病，桂枝不中与之也，観其脈証，知犯何逆，随証治之．桂枝本為解肌，若其人脈浮緊，発熱汗不出者，不可与之也．常須識此，勿令誤也．」

ここで登場する「随証治之」が，今日われわれが使用している随証治療の語原である．随証治療という言葉自体は実は現代に作られたものである．また「勿令誤也」が勿誤薬室方函口訣の語原で，誤ってはならないという意味である．薬室は薬局，方函は大切なものを入れる箱，口訣は秘伝の言い伝え，といった意味となる．

婦人科の３大処方

婦人科の３大漢方薬と言えば，誰もがこの３種類を挙げるであろうといわれるほど，女性領域では不動の３大処方である．
構成生薬数は当帰芍薬散㉓，加味逍遙散㉔，桂枝茯苓丸㉕では，６種類，10種類，５種類となる．分類チャートからは，当帰芍薬散㉓が温性駆瘀血剤と利水剤，桂枝茯苓丸㉕が駆瘀血剤，そして加味逍遙散㉔が駆瘀血剤，温性駆瘀血剤，柴胡剤かつ利水剤となる．桂枝茯苓丸㉕が駆瘀血剤に特化しているイメージで，当帰芍薬散㉓には利水効果が加わり，そして加味逍遙散㉔は柴胡剤のイメージも併せ持つ．そして加味逍遙散㉔には山梔子が含まれることも特徴となる．
女性向けの漢方ではあるが，加味逍遙散㉔は主に不定愁訴や自律神経失調症，更年期障害などに頻用されるのに対して，桂枝茯苓丸㉕は純粋に駆瘀血効果を期待して使用されている．当帰芍薬散㉓は虚証用，桂枝茯苓丸㉕はやや実証向けと分類されるが，麻黄や大黄などは含まれていないので，当帰芍薬散㉓を実証タイプに，桂枝茯苓丸㉕を虚証タイプの患者に使用してもまったく問題はない．加味逍遙散㉔は中間的な体格のイメージであるが，虚弱からがっちりタイプまで幅広く使用可能である．女性の訴えで，処方に困れば，この３つを使用したかを確認し，使用していなければ是非試すべきである．また，過去に使用例があっても，時間経過で体質が変化していることもあるので，再度トライして有効であることもしばしば経験する．
他に女性に好んで使用される漢方薬は，桃核承気湯(61)，温経湯(106)，当帰四逆加呉茱萸生姜湯㊳，当帰建中湯(123)，女神散(67)などである．しかし，どれも男性にも有効で，また，これらを男子に使用できるようになると漢方も上達するし，また漢方での守備範囲が広がる．

おまけ

また，漢方が上達するもうひとつの段階は附子の併用である．高齢者や冷え症を訴える人には，当帰芍薬散㉓，加味逍遙散㉔，桂枝茯苓丸㉕なども附子を併用してみるといい．

25 桂枝茯苓丸(けいしぶくりょうがん)

3秒ルールでは		
生薬構成 5種類	桂皮 3, 芍薬 3, 桃仁 3, 茯苓 3, 牡丹皮 3	
15分類チャート	駆瘀血剤⑩(血の溜まりを改善)	
生薬での方向性	なし	
漢方医レベル	虚 実	実証向 (簡易版 0.0) 精密版 0.5
	寒 熱	❷温める (桂皮)
	気・血・水	❶気 (桂皮)・血 (桃仁・牡丹皮)
	気逆・気うつ・ 気虚・血虚・ 瘀血・水毒	気逆 (桂皮)・瘀血 (桃仁・牡丹皮)
達人レベル	腹 診	小腹鞕満 (桃仁・牡丹皮)
	六病位	少陽病 (❹桃仁・牡丹皮) ─► 白苔の舌 ─► 中間の脈

> 瘀血の生薬が目立ちます．
> ㉓, ㉔, ㉕番は女性頻用漢方薬

保険病名

体格はしっかりしていて赤ら顔が多く，腹部は大体充実，下腹部に抵抗のあるものの次の諸症：
子宮並びにその付属器の炎症，子宮内膜炎，月経不順，月経困難，帯下，更年期障害（頭痛，めまい，のぼせ，肩こり等），冷え症，腹膜炎，打撲症，痔疾患，睾丸炎

こんな症状にも

ものもらい，結膜炎，下肢静脈瘤の症状，頭痛，内痔核

ルールからイメージできる典型的患者像

桃仁と牡丹皮があるので分類チャートからは駆瘀血剤となる．桂皮があるので気逆にも有効．虚実スコアは簡易版で 0 点，精密版で 0.5 点となり，中間からややがっちりタイプ（実証）用と判明する．よって腹部所見はしっかりした腹壁の緊張を持ち，かつ下腹部の圧痛（小腹鞕満）を認めることが処方選択のヒントになる．桂皮があるのでオートマチックにセカンドステップで温める漢方とわかります．

原典

「金匱要略（3 世紀）」張仲景（150？〜219）

勿誤薬室方函口訣　抜粋・飛訳

桂枝茯苓丸は瘀血から生じる腫瘤を治すのが本来の目的である．そして瘀血より生じるいろいろな症状に活用すべきである．原南陽は甘草と大黄を加えて虫垂炎を治す．私の一門は大黄と附子を加えて月経の通じが悪くて腰を痛む病気（血癥痛）や打撲の痛みを治し，車前子・茅根を加えて月経閉止による水腫（血分腫）と産後のむくみを治す．この処方と桃核承気湯との違いは，桃核承気湯には精神錯乱や小腹急結がある．この処方は非移動性の硬結（癥）を取りさるのが目的である．また温経湯のような上半身が熱く感じ下半身が冷たく感じるという訴え（上熱下寒）がない．
※癥は移動性の硬結のこと．

26 桂枝加竜骨牡蛎湯

3秒ルールでは	
生薬構成 7種類	桂皮 4, 芍薬 4, 大棗 4, 牡蛎 3, 竜骨 3, 甘草 2, 生姜 1.5
15分類チャート	桂枝湯類⓭（漢方の基本処方）
生薬での方向性	気が鎮まる（竜骨・牡蛎）

漢方医レベル	虚 実	虚証向（簡易版 0.0） 精密版 −0.5
	寒 熱	❷温める（桂皮）
	気・血・水	❶気（桂皮）
	気逆・気うつ・気虚・血虚・瘀血・水毒	気逆（桂皮）
達人レベル	腹 診	腹直筋の攣急（芍薬4g以上＋甘草） 大動脈拍動の触知（牡蛎）
	六病位	少陽病 (❺牡蛎) ─ ▶白苔の舌 ▶中間の脈

悪夢と言えば，桂枝加竜骨牡蛎湯．桂枝湯＋竜骨・牡蛎

保険病名
下腹直腹筋に緊張のある比較的体力の衰えているものの次の諸症：
小児夜尿症，神経衰弱，性的神経衰弱，遺精，陰萎

こんな症状にも
悪夢，インポテンツ，脱毛症，動悸，不安症，夜尿症

ルールからイメージできる典型的患者像
分類チャートからは桂枝湯㊺が基本骨格の処方にて桂枝湯㊺類になる．桂枝湯㊺に竜骨と牡蛎という気を鎮める生薬が配合されたものである．虚実スコアは精密版で−0.5点である．虚弱者（虚証）向けの漢方薬である．桂皮があるので精神的にキレやすい状態（気逆）にも有効である．腹部診察上は芍薬が4g以上で甘草も含むので，腹直筋の攣急（過度の緊張）が処方選択のヒントになる．牡蛎があるので，大動脈の拍動を認めることがある．桂枝湯㊺は急性期（太陽病）であるが，牡蛎があるので六病位のルールからはこじれた状態（少陽病）に分類される．

ワンポイント・アドバイス
悪夢を訴える患者は少なくない．そんなときに極めて重宝する処方である．悪夢を見なくなったという人もいれば，また楽しい夢になったと語った人もいた．桂枝加竜骨牡蛎湯㉖は柴胡加竜骨牡蛎湯⑫の虚証バージョンとも言われる．そのようなイメージでも勿論使用可能である．
虚弱な人のインポテンツに有効ともいわれている．

原典
「金匱要略（3世紀）」張仲景（150？〜219）

勿誤薬室方函口訣 抜粋・飛訳
桂枝加竜骨牡蛎湯は 体力が衰え精気を失った者に対するファーストチョイス（主方）であるが，小児の寝小便にも有効である．

27 麻黄湯（まおうとう）

3秒ルールでは	
生薬構成 4種類	杏仁 5, 麻黄 5, 桂皮 4, 甘草 1.5
15分類チャート	麻黄剤❶（急性期用・鎮痛）
生薬での方向性	なし
虚 実	実証向　（簡易版　1.0） 　　　　精密版　1.5
寒 熱	❷温める（桂皮）
気・血・水	❶気（桂皮）・水（杏仁）
気逆・気うつ・ 気虚・血虚・ 瘀血・水毒	気逆（桂皮）
腹 診	なし
六病位	太陽病 （❼麻黄）─┬─▶舌の所見なし 　　　　　└─▶浮緊の脈

（漢方医レベル／達人レベル）

麻杏甘石湯から冷やす石膏を抜いて，温める桂皮に代えたもの

保険病名
悪寒，発熱，頭痛，腰痛，自然に汗の出ないものの次の諸症：感冒，インフルエンザ（初期のもの），関節リウマチ，喘息，乳児の鼻閉塞，哺乳困難

こんな症状にも
筋炎，腱鞘炎，花粉症，関節痛，筋肉痛

ルールからイメージできる典型的患者像
麻黄が漢方名にそのまま入っている漢方薬にて，分類チャートからは麻黄剤である．虚実スコアは簡易版で1点，精密版で1.5点となる．がっちりタイプ用の漢方薬だ．寒熱のルールも桂皮に注目して温める漢方薬と理解できる．桂皮があるので精神的にキレやすい状態（気逆）にも有用．腹部所見は，がっちり（実証）タイプの漢方薬にて腹壁の緊張度はしっかりしている．他に特別な腹診所見はない．気血水のルールからは主に気にターゲットされた漢方薬とわかる．

ワンポイント・アドバイス
僕は実証と虚証の判断を麻黄が飲めるか，飲めないかで行っている．きわめて単純でわかりやすくなる．よって当然に麻黄湯㉗は実証向けとなる．筋肉量に比例し，そして消化機能に比例する．しかし，虚実は移ろう．体調で虚実が変化することもある．虚証の人がインフルエンザの時などに麻黄湯㉗が飲めることがあるのは，その例である．

原典
「傷寒論（3世紀）」張仲景（150？〜219）

勿誤薬室方函口訣　抜粋・飛訳
麻黄湯は太陽病で急性発熱性疾患で汗がないときに使用する．桂枝湯と麻黄湯の違いは張仲景の厳然たる規則がある．侵してはならない．また呼吸困難（喘家）や風邪による寒を感じている者は，この処方で速やかに治る．

28 越婢加朮湯

3秒ルールでは	
生薬構成 6種類	石膏 8, 麻黄 6, 蒼朮 4, 大棗 3, 甘草 2, 生姜 1
15分類チャート	麻黄剤❶ (急性期用・鎮痛)
生薬での方向性	なし
虚 実	実証向　（簡易版　1.0） 　　　　　精密版　3.0
寒 熱	❶強く冷やす（石膏）
気・血・水	❶水（蒼朮・石膏）
気逆・気うつ・ 気虚・血虚・ 瘀血・水毒	なし
腹 診	なし
六病位	太陽病 (❺石膏をパス,　→舌の所見なし ❼麻黄)　　　　→浮緊の脈

左側ラベル: 漢方医レベル / 達人レベル

麻黄を最大量含みます

保険病名
浮腫と汗が出て小便不利のあるものの次の諸症：
腎炎，ネフローゼ，脚気，関節リウマチ，夜尿症，湿疹

こんな症状にも
湿疹，浮腫，変形性膝関節症

ルールからイメージできる典型的患者像
麻黄を6gと最大量含む麻黄剤．寒熱のルールからはファーストステップで石膏があるのでオートマチックに冷やす漢方薬とわかる．虚実スコアは簡易版では1点，精密版では3点となる．よって，がっちりタイプ向けで，腹部は充実していると判明する．他に腹部に特別な所見はない．

ワンポイント・アドバイス
麻黄剤は感冒やインフルエンザなどの急性発熱性疾患に使用されることが多い．しかし，越婢加朮湯㉓は石膏を含むので，冷やす性格が強く基本的には急性発熱性疾患には使用されない．発熱から微似汗（じとーっとした汗）を誘導して解熱させることが漢方的作戦だからだ．

原典
「金匱要略（3世紀）」張仲景（150？〜219）

勿誤薬室方函口訣 抜粋・飛訳
越婢湯は，脾気を発することが主目的で，麻黄剤ではあるが，麻黄湯や大青竜湯とは異なって，熱がなく汗が出ていることが目標である．ゆえに喘息（肺脹）や普通のむくみ（皮水）などに使用するが，急性発熱性疾患やリンパ液が体表にとどまり浮腫がみられる状態（溢飲）には使用しない．麻杏甘石湯も同様である．
　越婢加朮湯は，水毒が体表ではなく裏にある（裏水）とあるが，越婢湯方後に風水加朮四両とあるので，風水（体表の浮腫）の誤りである．朮を加えるのは麻黄加朮湯と同じである

29 麦門冬湯 (ばくもんどうとう)

3秒ルールでは	
生薬構成 6種類	麦門冬 10, 半夏 5, 大棗 3, 甘草 2, 人参 2, 粳米 5
15分類チャート	なし
生薬での方向性	呼吸器用（麦門冬）
虚 実	虚証向 （簡易版−1.0） 精密版−1.0
寒 熱	❷温める（人参）
気・血・水	❶気（人参・麦門冬）・水（半夏）
気逆・気うつ・ 気虚・血虚・ 瘀血・水毒	気逆（麦門冬＋半夏）
腹 診	なし
六病位	少陽病 （❺麦門冬）→白苔の舌 →中間の脈

漢方医レベル → 達人レベル

84

麻黄も大黄もない，麦門冬湯は頻回に使用可能

保険病名
痰の切れにくい咳，気管支炎，気管支ぜんそく

こんな症状にも
口腔乾燥症，シェーグレン症候群，嗄声，便秘，咽頭乾燥感，だ液不足

ルールからイメージできる典型的患者像
麦門冬湯㉙の名前の由来である生薬，麦門冬があることから呼吸器向けの漢方薬とまず推測できる．分類チャートに該当するものがない．虚実スコアは簡易版，精密版とも－1点である．虚弱者（虚証）向けとわかる．よって腹部所見も腹壁の緊張度が軟弱と理解できるが，その他の特徴的な腹部所見はない．麦門冬と半夏があると精神的にキレやすい状態（気逆）に有効ともいわれる．

ワンポイント・アドバイス
麦門冬湯㉙は滋潤剤と言われる．潤いをつける漢方薬である．空咳で気分が悪いときに，麦門冬湯㉙を飲むと，気持ちよい痰がでる．一方で，痰の量が増えてかえって困ったということもある．声帯の乾燥感にも有効で重宝する．しかし，作用時間は短く，頻回の投与を要することもある．麻黄が含まれていないので，頻回の投与をしても特別副作用が生じることもない．安心して使用可能である．滋潤効果が腸にも働くと，軟便傾向にもなる．

原典
「金匱要略（3世紀）」張仲景（150？～219）

勿誤薬室方函口訣　抜粋・飛訳
麦門冬湯は，「肘後方」にあるように，「肺痿，咳唾，涎沫不止，咽燥而渇」する患者に用いる．「金匱」に大逆上気とあるが，肺結核（肺痿），百日咳（頓咳），妊娠の空咳にも，大逆上気の意味あるところに使用すれば効果がある．この四字は簡素であるが意味深い．小児の長引く咳には石膏を加えて効果がある．

30 真武湯（しんぶとう）

3秒ルールでは	
生薬構成 5種類	茯苓 4, 芍薬 3, 蒼朮 3, 生姜 1.5, 附子 0.5
15分類チャート	附子剤 ❽（冷えている状況に） 利水剤 ❾（水のアンバランスを改善）
生薬での方向性	なし
虚 実	虚証向　（簡易版 −1.0） 　　　　　精密版 −1.0
寒 熱	❶強く温める（附子）
気・血・水	❷水（蒼朮）
気逆・気うつ・気虚・血虚・瘀血・水毒	水毒（茯苓・蒼朮）
腹 診	心下振水音
六病位	少陰病 （❶真武湯）━━▶舌は薄白〜特異所見なし 　　　　　　　　▶沈弱の脈

（左側：漢方医レベル／達人レベル）

86

> 甘草のない附子剤です．
> 高齢者の訴えにひろく使用可能

保険病名

新陳代謝の沈衰しているものの次の諸症：
胃腸疾患，胃腸虚弱症，慢性腸炎，消化不良，胃アトニー症，胃下垂症，ネフローゼ，腹膜炎，脳溢血，脊髄疾患による運動ならびに知覚麻痺，神経衰弱，高血圧症，心臓弁膜症，心不全で心悸亢進，半身不随，リウマチ，老人性瘙痒症

こんな症状にも

舌痛症，感冒，めまい，冷え症

ルールからイメージできる典型的患者像

分類チャートから附子があるので附子剤，そして蒼朮と茯苓で利水剤とわかる．附子があれば寒熱のルールでファーストステップでオートマチックに熱薬である．虚実スコアは簡易版，精密版とも－1点である．虚弱者（虚証）向けの漢方薬と理解でき，腹部は軟弱が基本的イメージである．真武湯㉚と麻黄附子細辛湯⑰だけが六病位では少陰病に分類される．

ワンポイント・アドバイス

真武湯㉚は高齢者や冷え症の傾向が強い人にとっても万能薬と思っている．「陰証用の葛根湯」と昔から言われている．甘草もないので，高齢者のいろいろな訴えには好んで使用している．

原典

「傷寒論（3世紀）」張仲景（150？～219）

勿誤薬室方函口訣　抜粋・飛訳

真武湯は「内有水気」が目標である．他の附子剤と違って，水飲のために心窩部に動悸があり，目が動いてしんしん（振々）として地面に倒れる．または麻痺し，手足が引きつり，あるいは水腫，小便が減少する．そのむくみは力がなく，あるいは腹部以下に腫脹があって，腰肩胸背中に羸痩がある．脈は細く触れにくい．浮虚である．大いに心窩部がかたく飲食が美味しくない者，または四肢が重い，痛い，下痢するものに使用して効果がある．

31 呉茱萸湯（ごしゅゆとう）

3秒ルールでは

生薬構成 4種類	大棗 4, 呉茱萸 3, 人参 2, 生姜 1.5
15分類チャート	なし
生薬での方向性	温めて鎮痛（呉茱萸）
虚 実	虚証向（簡易版−1.0） 精密版−1.0
寒 熱	❷温める（人参）
気・血・水	❶気（人参）
気逆・気うつ・ 気虚・血虚・ 瘀血・水毒	なし
腹 診	なし
六病位	太陰病 （⓾人参ほか）─▶舌は薄白〜特異所見なし 　　　　　　　　─▶沈弱の脈

左側縦軸：漢方医レベル／達人レベル

片頭痛には呉茱萸湯．飲みにくいけど飲めると言えば続行で

保険病名
手足の冷えやすい中等度以下の体力のものの次の諸症：習慣性偏頭痛，習慣性頭痛，嘔吐，脚気衝心

こんな症状にも
冷え症，胃の不快感，片頭痛，しゃっくり

ルールからイメージできる典型的患者像
生薬の方向性は呉茱萸があり温めて鎮痛するとわかる．寒熱のルールは人参があるので温める漢方薬とわかる．虚実スコアは簡易版，精密版とも−1点である．虚弱者（虚証）向けの漢方薬とイメージできる．

ワンポイント・アドバイス
呉茱萸湯㉛は呉茱萸と人参以外は生姜と大棗である．生姜と大棗は，昔は調味料として家庭に常備されていたとも言われている．すると特に重要な生薬は呉茱萸と人参だけとなる．ちなみに呉茱萸を含む漢方薬は，呉茱萸湯㉛以外では，温経湯⑯と当帰四逆加呉茱萸生姜湯㊳である．呉茱萸湯㉛のように苦い漢方薬を，おいしいと言う時は漢方薬が患者さんに合っているヒントのひとつである．4週間で症状に変化がなくても続行する．また，思っていたよりもまずくはないというときも続行のヒントになる．味は実は大切な処方決定のヒントである．

原典
「傷寒論，金匱要略（3世紀）」張仲景（150？〜219）

勿誤薬室方函口訣　抜粋・飛訳
呉茱萸湯は，胃内の水（濁飲）を下に導くことを目標とする．よってつばやよだれ（涎沫）を口から出している人を治し，頭痛を治す．穀物を食べて嘔吐するものを治し，もだえ苦しみながらの激しい嘔吐（煩躁吐逆）も治す．

32 人参湯 (にんじんとう)

3秒ルールでは	
生薬構成 4種類	乾姜 3，甘草 3，蒼朮 3，人参 3
15分類チャート	なし
生薬での方向性	なし
虚 実	虚証向 （簡易版－1.0） （精密版－2.0）
寒 熱	❶強く温める（乾姜）
気・血・水	❶気（人参）・水（蒼朮）
気逆・気うつ・気虚・血虚・瘀血・水毒	なし
腹 診	心下痞鞕（人参）
六病位	太陰病 （❿人参ほか）　▶舌は薄白〜特異所見なし　▶沈弱の脈

漢方医レベル ← → 達人レベル

超虚証向け，胃薬のイメージ

保険病名

体質虚弱の人，或いは虚弱により体力低下した人の次の諸症：
急性・慢性胃腸カタル，胃アトニー症，胃拡張，悪阻（つわり），萎縮腎

こんな症状にも

胃炎，慢性下痢，肋間神経痛，冷え，疲れ

ルールからイメージできる典型的患者像

分類チャートと生薬の方向性からは該当がない．虚実スコアは簡易版で－1点，精密版で－2点となる．虚弱者用の漢方薬とイメージできる．寒熱のルールは乾姜があるので熱薬と理解できる．腹部所見は腹壁が薄く軟弱とイメージできる以外は特別な所見はない．麻黄が飲めない時に心窩部の水分貯留音（心下振水音）が現れるので，心下振水音の存在が処方選択のヒントにもなる．

ワンポイント・アドバイス

人参湯㉜は構成生薬が4つの漢方薬で，人参，甘草，蒼朮，乾姜からなる．特別で使用頻度が少ない生薬はなく，4つの構成生薬の協調効果が人参湯㉜という漢方薬の性格を構築している例である．乾姜・人参・蒼朮を含む漢方薬は人参湯㉜，大防風湯(97)，桂枝人参湯(82)である．

原典

「傷寒論，金匱要略」張仲景（150？～219）理中湯として記載されている．

勿誤薬室方函口訣　抜粋・飛訳

人参湯は胸部が塞がって胸から背が痛み安眠できない状態（胸痺の虚証を治す薬である．理中丸を湯にしたもので，寒邪にあたること（中寒），吐き下し（霍乱）などすべて太陰吐利の症状に使用して有効なことがある．手足が末端から冷える（厥冷）者には，局方に従って附子を加える．朮と附子を合わせると附子湯，真武湯に近くなり，内側の湿（内湿）を駆水する働きがある．

33 大黄牡丹皮湯（だいおうぼたんぴとう）

3秒ルールでは

生薬構成 5種類	冬瓜子 6, 桃仁 4, 牡丹皮 4, 大黄 2, 芒硝 1.8
15分類チャート	駆瘀血剤❿（血の溜まりを改善する） 承気湯類⓬（下剤，鎮静，血の溜まりを改善）
生薬での方向性	なし

漢方医レベル

	虚 実	実証向 （簡易版 0.0） 精密版 3.0
	寒 熱	❷冷やす（大黄）
	気・血・水	❶血（桃仁・牡丹皮・大黄）
	気逆・気うつ・ 気虚・血虚・ 瘀血・水毒	瘀血（桃仁・牡丹皮・大黄）

達人レベル

	腹 診	小腹鞕満（桃仁・牡丹皮・大黄）
	六病位	陽明病 （❸大黄＋芒硝）─→黄苔の舌 　　　　　　　　　→沈実の脈

大黄と牡丹皮の駆瘀血作用で昔は虫垂炎にも処方しました

保険病名
比較的体力があり，下腹部痛があって，便秘しがちなものの次の諸症：
月経不順，月経困難，便秘，痔疾

こんな症状にも
便秘，痔核，虫垂炎の初期，月経異常，腹満

ルールからイメージできる典型的患者像
大黄と芒硝があるので分類チャートから承気湯類となる．また桃仁，牡丹皮と大黄があるので古血の溜まりを解消する薬（駆瘀血剤）となる．虚実スコアは簡易版では0点，精密版では3点と乖離がある．精密版から頑強な人のイメージで腹部はしっかりしており，かつ瘀血の所見である下腹部の圧痛（小腹鞕満）を認めることが処方選択のヒントになる．大黄があるので便秘も処方選択のヒントになる．気血水ルールでは血の生薬が目にとまる．承気湯類は六病位では陽明病（腹が張って稽留熱）となる．舌の所見は黄苔で，脈は深く触れて太い（沈実）が典型所見である．

ワンポイント・アドバイス
虚実スコアの簡易版と精密版に3点の乖離があるのは，簡易版をもとに，精密版には桃仁，芒硝，大黄，石膏が実証向けに，桂皮，乾姜，黄耆が虚証向けに加えられているからである．簡易版は理解のための15処方の分類用に，精密版では128処方にできるかぎり対応できるように作製されている．

原典
「金匱要略（3世紀）」張仲景（150？～219）

勿誤薬室方函口訣　抜粋・飛訳
大黄牡丹皮湯は，虫垂炎が膿瘍となる前に使用する薬である．桃核承気湯と似ている．瘀血や気が激しく衝き上げる状態（瘀血衝逆）に使用する．桃核承気湯の症状で小便がでない者はこの処方がいい．痔疾患，淋菌性膀胱炎，鼠径リンパ節の腫脹（便毒）にも有効である．血液を排し，尿を出す効果がある．

34 白虎加人参湯 (びゃっこかにんじんとう)

3秒ルールでは

生薬構成 5種類	石膏 15, 知母 5, 甘草 2, 人参 1.5, 粳米 8
15 分類チャート	なし
生薬での方向性	清涼作用（知母）
虚 実	中間向 （簡易版 −1.0） 精密版 0.0
寒 熱	❶強く冷やす（石膏）
気・血・水	❷気（人参）・水（石膏）
気逆・気うつ・ 気虚・血虚・ 瘀血・水毒	なし
腹 診	なし
六病位	陽明病 （❷白虎加人参湯）→ 黄苔の舌 　　　　　　　　　→ 沈実の脈

←漢方医レベル→
←達人レベル→

白虎は石膏, 冷やす生薬の代表です. 心も体も冷やすイメージ

保険病名
のどの渇きとほてりのあるもの

こんな症状にも
のぼせ, ほてり, 皮膚炎, 暑気あたり, 掻痒感, 灼熱感

ルールからイメージできる典型的患者像
白虎加人参湯❸❹は分類チャートに該当生薬がない. 生薬の方向性からは知母があるので清涼作用があるとわかる. 虚実スコアは簡易版では－1点, 精密版では 0 点になる. 中肉中背に有効といったイメージである. 寒熱のルールからはファーストステップで石膏があるのでオートマチックに冷やす漢方とわかる. よって全身に熱感があるイメージを持てばよい. 腹部所見は特別なものはない. 六病位のルールでは白虎加人参湯❸❹はそのまま陽明病に分類される. 陽明病にて舌は黄苔で, 脈は沈実となる. 気血水のルールからは血に分類される生薬がまったくないことが特徴である.

ワンポイント・アドバイス
六病位のルールでは, 漢方薬そのもので分類するものとして真武湯❸⓪と麻黄附子細辛湯❶❷❼が少陰病, 白虎加人参湯❸❹が陽明病, そして大黄甘草湯❸❹が太陰病に分類されている. 石膏があると通常は少陽病に分類されるが, 白虎加人参湯❸❹は例外的に陽明病用である.

原典
「傷寒論, 金匱要略（3世紀）」張仲景（150?～219）

勿誤薬室方函口訣 抜粋・飛訳
白虎加人参湯は白虎湯の適応症状で, 胃中の水分が乏しくなって, 咽がものすごく渇く者（大煩渇）を治す. たくさん汗が出た後, または誤って下したあとに使用する. 白虎湯に比べれば少し裏証のくすりである. よって表証があれば使用してはならない.

35 四逆散 (しぎゃくさん)

3秒ルールでは	
生薬構成 4種類	柴胡 5, 芍薬 4, 枳実 2, 甘草 1.5
15分類チャート	柴胡剤❷（亜急性期・慢性期用，抗炎症・鎮静作用）
生薬での方向性	なし
虚 実	中間向　（簡易版　0.0） 　　　　　精密版　0.0
寒 熱	中間（該当なし）
気・血・水	❶気（柴胡）
気逆・気うつ・気虚・血虚・瘀血・水毒	なし
腹 診	腹直筋の攣急（芍薬 4g 以上＋甘草） 胸脇苦満（柴胡）
六病位	少陽病 （❺柴胡）→白苔の舌（稀に黄苔） 　　　　　→中間の脈

（漢方医レベル／達人レベル）

柴胡剤で芍薬・甘草が入っています．ストレスに有効な薬です

保険病名
比較的体力のあるもので，大柴胡湯証と小柴胡湯証との中間証を表わすものの次の諸症：
胆嚢炎，胆石症，胃炎，胃酸過多，胃潰瘍，鼻カタル，気管支炎，神経質，ヒステリー

こんな症状にも
ストレス性胃炎，高血圧，胃痛，腹痛，腰痛

ルールからイメージできる典型的患者像
分類チャートから柴胡剤．虚実スコアは簡易版，精密版とも0点となる．寒熱のルールでは該当生薬がなく中間となる．芍薬が4g以上で甘草があるので腹直筋の攣急と，柴胡があるので胸脇苦満が認められることが処方選択のヒントになる．腹部の緊張は中等度である．柴胡剤はこじれた状態（少陽病）期にて，舌は白苔で脈は浅くもなく深くもなく触れる状態（中間）となる．

ワンポイント・アドバイス
四逆散㉟は構成生薬が4つにて，昔から多数の加味処方が考案されている．大塚敬節が江戸時代の最高の臨床医と賞賛した和田東郭は四逆散㉟に生薬を加えた処方を多用いた．

原典
「傷寒論（3世紀）」張仲景（150？～219）

勿誤薬室方函口訣 抜粋・飛訳
四逆散は大柴胡湯が変化したもので，少陰で熱邪が内結して厥をなす（熱厥）を治すだけではなく，傷寒で神経が高ぶり（癇），じっとしていられない状態（妄語煩躁）で，しゃっくり（噦逆）するなどの症状に特に有効である．お腹の所見は心窩部から肋骨弓下が凝り，その凝りは胸にも及び，攣急は強く，熱実は少ない．大黄・黄芩がなく，ただ心窩部と肋骨弓下を和らげることが主目的である．和田東郭は長くこの処方で伝染病や一般病を治療している．張仲景の忠臣と言われるべきだ．

36 木防已湯 (もくぼういとう)

3秒ルールでは	
生薬構成 4種類	石膏 10, 防已 4, 桂皮 3, 人参 3
15分類チャート	なし
生薬での方向性	鎮痛（防已）
虚 実	虚証向 （簡易版−1.0） 精密版−0.5
寒 熱	❶冷やす（石膏）
気・血・水	❶気（人参・桂皮）・水（石膏・防已）
気逆・気うつ・気虚・血虚・瘀血・水毒	気逆（桂皮）
腹 診	なし
六病位	少陽病 (❺石膏)→白苔の舌（稀に黄苔） →中間の脈

※左側ラベル：漢方医レベル／達人レベル

昔の心不全の薬，実は石膏剤

保険病名
顔色がさえず，咳をともなう呼吸困難があり，心臓下部に緊張圧重感があるものの心臓，あるいは，腎臓にもとづく疾患，浮腫，心臓性喘息

こんな症状にも
循環器内科が進歩した今日，この処方の出番はほとんどない．

ルールからイメージできる典型的患者像
石膏，防已，桂皮，人参という4つの構成生薬からなる漢方薬である．分類チャートに該当するものはない．生薬の方向性からは防已があるので鎮痛作用となる．寒熱のルールでは石膏があるのでオートマチックに冷やす漢方薬と判断できる．人参と桂皮というセカンドステップでは温める生薬があるが石膏があれば冷やす漢方薬と判断できる．虚実スコアは簡易版では−1点，精密版では−0.5点となる．虚弱者（虚証）用である．

ワンポイント・アドバイス
現代医学的には心不全による浮腫に使用したのではないかと考えている．尿は出にくく，浮腫があり，腹水が著明で，腹部が硬いイメージと思っている．この漢方薬がどこまで効くのかは実は不明である．西洋医学優先がモダン・カンポウの立ち位置にて，心不全に漢方薬で対応することはない．しかし，現代医療で解決方法がないときに将来この漢方薬の出番がまた訪れるかもしれない．そんなことをいつも期待している．

原典
「金匱要略（3世紀）」張仲景（150？〜219）

勿誤薬室方函口訣　抜粋・飛訳
木防已湯は，胸に水分のアンバランスが有り，咳嗽して気が逆上（咳逆）し，机に寄り添って呼吸（倚息）し，息切れ（短気）して寝ることができない者を治す．

37 半夏白朮天麻湯
（はんげびゃくじゅつてんまとう）

3秒ルールでは	
生薬構成 12種類	陳皮 3, 半夏 3, 白朮 3, 茯苓 3, 天麻 2, 黄耆 1.5, 沢瀉 1.5, 人参 1.5, 黄柏 1, 乾姜 1, 生姜 0.5, 麦芽 2
15分類チャート	参耆剤❺（体力・気力をつける） 利水剤❾（水のアンバランスを改善）
生薬での方向性	消化器用（陳皮）
虚　実	虚証向　（簡易版 −1.0） 　　　　　精密版 −3.0
寒　熱	❶強く温める（乾姜）
気・血・水	❶気（人参） 　水（沢瀉・半夏・白朮・乾姜）
気逆・気うつ・ 気虚・血虚・ 瘀血・水毒	気虚（人参・黄耆） 水毒（白朮・沢瀉・陳皮・半夏）
腹　診	なし
六病位	少陽病 （❺陳皮ほか）─┬─▶白苔の舌 　　　　　　　　└─▶中間の脈

漢方医レベル / 達人レベル

人参と黄耆を含む参耆剤のめまいバージョン

保険病名
胃腸虚弱で下肢が冷え，めまい，頭痛などがある者

こんな症状にも
過敏性腸症候群，疲れ，起立性低血圧

ルールからイメージできる典型的患者像
人参（朝鮮人参）と黄耆があるので分類チャートから参耆剤の範疇とわかる．また半夏，蒼朮，茯苓，沢瀉があるので利水剤の範疇にも入る．陳皮があるので生薬の方向性から消化器用にも有益とわかる．虚実スコアは簡易版で−1点，精密版では−3点である．ともかく虚証向けとイメージできる．寒熱のルールからは乾姜に着目し強く温める漢方薬となる．患者の典型的イメージは，虚弱で華奢で，体全体が冷えていて，腹部は軟弱で，水分のアンバランス（水毒）によるめまいや嘔気があり，虚弱で麻黄が使用できないので心窩部の水分貯留音（胃内振水音）を認めるといった像である．

ワンポイント・アドバイス
参耆剤は10種類ある．その参耆剤の中で，水のアンバランス（水毒）の要素が強いときに使用するイメージが処方選択のヒントになる．気力がなく，疲れやすく，めまいがするといった簡単な理解でも処方選択に役に立つ．参耆剤にて，少しでも実証傾向に向かうように気長に処方している．

原典
「東垣試行方」李東垣（1180〜1251）【ツムラでは脾胃論】

勿誤薬室方函口訣　抜粋・飛訳
半夏白朮天麻湯は，痰飲，頭痛が主目標である．消化機能が弱く，胃に停滞した不消化物（濁飲）を吐いて，常に頭痛に苦しむ者を治す．濁飲上逆が激しく，嘔気甚だしい者は呉茱萸湯が効果的なことがある．もしも冷えによる腹痛（疝）があれば当帰四逆加呉茱萸生姜湯がよいことがある．

38 当帰四逆加呉茱萸生姜湯

3秒ルールでは	
生薬構成 9種類	大棗 5, 桂皮 3, 芍薬 3, 当帰 3, 木通 3, 甘草 2, 呉茱萸 2, 細辛 2, 生姜 1
15分類チャート	温性駆瘀血剤❶（血の溜まりを改善する）・桂枝湯類⓭（漢方の基本処方）
生薬での方向性	鎮痛（細辛） 温めて鎮痛（呉茱萸）
虚 実	虚証向　（簡易版−1.0） 　　　　精密版−1.5
寒 熱	❷温める（桂皮・当帰）
気・血・水	❶気（桂皮）・血（当帰）
気逆・気うつ・ 気虚・血虚・ 瘀血・水毒	気逆（桂皮） 瘀血（当帰あり地黄なし）
腹 診	小腹鞕満（当帰あり地黄なし）
六病位	太陰病 ❻桂枝湯をパス, →舌は薄白〜特異所見なし ❿当帰ほか　　→沈弱の脈

漢方医レベル → 達人レベル

桂枝湯＋呉茱萸など，これがしもやけの特効薬とは！

保険病名 手足の冷えを感じ，下肢が冷えると下肢又は下腹部が痛くなり易いものの次の諸症：
しもやけ，頭痛，下腹部痛，腰痛

こんな症状にも 冷え症，間欠性跛行，下肢痛，ばね指

ルールからイメージできる典型的患者像

分類チャートから，当帰があって地黄がないので温性駆瘀血剤となる．また，桂枝湯㊺を含むので桂枝湯㊺類となる．生薬の方向性からは細辛の鎮痛，呉茱萸の温めて鎮痛する作用．虚実スコアは簡易版が－1点，精密版が－1.5点である．寒熱のルールからは黄連・石膏，乾姜・附子などのファーストステップに該当する生薬がないので，ステップ2で考え，桂皮と人参があるので温める生薬と判明する．腹診所見は華奢な体格から柔らかい腹部をイメージでき，かつ古血の溜まり（瘀血）があるので下腹部の圧痛（小腹鞕満）が認められる可能性がある．桂皮はキレやすい状態（気逆）に有効で，頭痛などがあってもいい．六病位では当帰があるので太陰病になり，脈は沈んでいて，かつ舌は薄く白い．

ワンポイント・アドバイス

呉茱萸は温め，かつ痛みをとる生薬である．桂枝湯㊺に呉茱萸，細辛，木通，当帰を加えたものが当帰四逆加呉茱萸生姜湯㊱である．しもやけに有効なのは呉茱萸の効能と生薬の足し算の叡智と思える．

原典「傷寒論（3世紀）」張仲景（150？～219）

勿誤薬室方函口訣 抜粋・飛訳

当帰四逆湯は，厥陰表寒の厥冷を治す薬である．桂枝湯が変化したもので，桂枝湯の症状で血分が閉塞したものに使用する．それ故，先人は厥陰病のみにあらず，寒熱勝復して手足が冷たい時に使用する．また呉茱萸・生姜はいわゆる疝癪のファーストチョイスである．

39 苓桂朮甘湯（りょうけいじゅつかんとう）

3秒ルールでは	
生薬構成 4種類	茯苓 6, 桂皮 4, 蒼朮 3, 甘草 2
15分類チャート	利水剤❾（水のアンバランスを改善）
生薬での方向性	なし
虚 実	虚証向　（簡易版　0.0） 　　　　　精密版 −0.5
寒 熱	❷温める（桂皮）
気・血・水	❶気（桂皮）・水（蒼朮）
気逆・気うつ・気虚・血虚・瘀血・水毒	気逆（桂皮）・水毒（茯苓・蒼朮）
腹 診	なし
六病位	少陽病 ⑪ ┬→白苔の舌 　　└→中間の脈

←漢方医レベル→　←達人レベル→

めまいのファーストチョイス

保険病名

めまい，ふらつきがあり，または動悸があり尿量が減少するものの次の諸症：
神経質，ノイローゼ，めまい，動悸，息切れ，頭痛

こんな症状にも

起立性低血圧，花粉症，イライラ

ルールからイメージできる典型的患者像

苓桂朮甘湯㊴は茯苓，桂皮，蒼朮，甘草の4つの生薬からなる漢方薬である．分類チャートからは茯苓と蒼朮があるので水のアンバランスを改善する漢方薬（利水剤）の範疇に入る．虚実スコアは簡易版では0点，精密版では−0.5点である．どんな体格の人にも使用可能なイメージである．桂皮があるので精神的にキレやすい状態（気逆）にも有効とわかる．寒熱のルールから桂皮があるので温める漢方とわかる．

ワンポイント・アドバイス

苓桂朮甘湯㊴はめまいのファーストチョイスである．

原典
「傷寒論，金匱要略（3世紀）」張仲景（150？〜219）

勿誤薬室方函口訣　抜粋・飛訳

茯苓桂朮甘草湯は，気管支喘息や肺気腫や水分のアンバランス（支飲）を取り去ることを目的とする．気が咽喉に上衝したり，めまいがしたり，手足が震えたりすることは，みな水飲によるものである．起則頭眩が大法であるが，横になっているときにめまいがしても，心下逆満があれば使用する．この処方にて治らないときは沢瀉湯を使用する．これは，常時めまいがなくても，頭に何かが被さっているようなめまい（冒眩）で顔の引っ張り感がある．またこの処方は動悸を目的とするので柴胡桂枝乾姜湯との鑑別が紛らわしい．この処方は顔色が明らかで，表面にしまりがあり，脈が沈緊でなければ効果がない．

40 猪苓湯（ちょれいとう）

3秒ルールでは

生薬構成 5種類	滑石 3, 沢瀉 3, 猪苓 3, 茯苓 3, 阿膠 3
15分類チャート	利水剤❾（水のアンバランスを改善）
生薬での方向性	止血（阿膠）

漢方医レベル

虚 実	中間向	（簡易版　0.0） 　精密版　0.0
寒 熱	中間（該当なし）	
気・血・水	❶水（沢瀉・猪苓）	
気逆・気うつ・ 気虚・血虚・ 瘀血・水毒	水毒（沢瀉・猪苓・茯苓）	

達人レベル

腹 診	なし
六病位	少陽病 （❼猪苓）→白苔の舌（稀に黄苔） 　　　　　→中間の脈

五苓散と並ぶ利水剤, そして桂皮なし

保険病名

尿量減少, 小便難, 口渇を訴えるものの次の諸症：
尿道炎, 腎臓炎, 腎石症, 淋炎, 排尿痛, 血尿, 腰以下の浮腫,
残尿感, 下痢

こんな症状にも

下痢, IgA 腎症, 頻尿

ルールからイメージできる典型的患者像

分類チャートから, 猪苓, 茯苓, 沢瀉があるので利水剤の範疇に入る. 虚実スコアは 0 点にて, 中肉中背が基本で, 広くどんな体格にも有効とわかる. 生薬の方向性から阿膠がある止血効果を期待できる. 寒熱のルールからは該当生薬がなく温めることも冷ますこともしない漢方薬と推測可能である. 腹部所見も特別なものはない. 猪苓があることからこじれた状態（少陽病）向けと推測できるので, 舌は白苔で, 脈は浅くも深くもなく触れる状態（中間）とわかる.

ワンポイント・アドバイス

猪苓湯❹は五苓散❶とならんで水のアンバランスの改善（利水）効果の強い代表的漢方薬である. 五苓散❶には桂皮が含まれるが, 猪苓湯❹には滑石と阿膠が含まれている. 五苓散❶が気分の訴えも含めた体全体のアンバランスに使用されるのに対して, 猪苓湯❹は泌尿器科系の訴えをターゲットに頻用される傾向が強い.

原典

「傷寒論, 金匱要略（3 世紀）」張仲景（150 ? 〜 219）

勿誤薬室方函口訣　抜粋・飛訳

猪苓湯は下腹部（下焦）の蓄熱, そして利尿の専剤である. もし横隔膜より上（上焦）に邪や表熱があれば, 五苓散を使用する. この処方は下腹部を主目的とするので, 淋病様疾患（淋疾）や血尿を治す. またむくみで実に属する患者, 下部に浮腫があっても呼吸が正常なものに使用する.

41 補中益気湯（ほちゅうえっきとう）

3秒ルールでは

生薬構成 10種類	黄耆 4, 蒼朮 4, 人参 4, 当帰 3, 柴胡 2, 大棗 2, 陳皮 2, 甘草 1.5, 升麻 1, 生姜 0.5
15分類チャート	柴胡剤❷（慢性期）・参耆剤❺（体力・気力をつける）・温性駆瘀血剤⓫（血の溜まりを改善）
生薬での方向性	消化器用（陳皮）

漢方医レベル

虚　実	虚証向　（簡易版－2.0） 　　　　（精密版－3.0）
寒　熱	❷温める（人参・当帰）
気・血・水	❶気（人参・柴胡）・血（当帰） 　水（蒼朮・黄耆）
気逆・気うつ・ 気虚・血虚・ 瘀血・水毒	気虚（人参＋黄耆） 瘀血（当帰あり地黄なし）

達人レベル

腹　診	胸脇苦満（柴胡） 小腹鞕満（当帰あり地黄なし）
六病位	少陽病 （❺柴胡ほか）─▶白苔の舌 　　　　　　　└▶中間の脈

参耆剤の東の横綱

保険適応病名・病態

消化機能が衰え，四肢倦怠感著しい虚弱体質者の次の諸症：夏やせ，病後の体力増強，結核症，食欲不振，胃下垂，感冒，痔，脱肛，子宮下垂，陰萎，半身不随，多汗症

こんな症状にも

免疫賦活，うつ症状，アトピー，寝汗，便秘

ルールからイメージできる典型的患者像

分類チャートから，柴胡剤で，参耆剤で，温性駆瘀血剤とわかる．虚実スコアから虚弱者用と判断できる．柴胡剤にて肋骨弓下の圧痛（胸脇苦満）が，温性駆瘀血剤にて下腹部の圧痛（小腹鞕満）が認められる可能性がある．参耆剤にて気力がない状態（気虚）に有効な可能性が高い．六病位は，参耆剤ではあるが柴胡があるので少陽病向けとなる．

原典

「内外傷弁惑論（1247）」李東垣（1180～1251）医王湯として

勿誤薬室方函口訣　抜粋・飛訳

医王湯（＝補中益気湯）は，もともと李東垣が，建中湯や十全大補湯，人参養栄湯などを参考にして組み立てた処方である．後世方の流派でいろいろな口訣（秘伝のヒント）があるが，結局は小柴胡湯の虚証に用いるということである．「補中（胃腸を補う）」，「益気（気を益す）」，「升提（落ち込みを持ち上げる）」という文言にこだわるべきではない．適応症のヒントは以下の8つ．
①手足の倦怠感，②語言軽微，③目に勢いがない，④口の中に生唾がある，⑤食物の味がしない，⑥熱い物を好む，⑦臍で動悸を触れる，⑧脈が大きく無力
このうちの1，2症状があれば補中益気湯の適応である．
婦人や男子ともにこの処方を長期に内服して効果的なことがある．痔や脱肛，疲れ多き者に用いる．熱い物を好む場合は附子を加える．

43 六君子湯（りっくんしとう）

3秒ルールでは

生薬構成 8種類	蒼朮 4，人参 4，半夏 4，茯苓 4， 大棗 2，陳皮 2，甘草 1，生姜 0.5
15分類チャート	四君子湯類❹（気力をつける） 利水剤❾（水のアンバランスを改善）
生薬での方向性	消化器用（陳皮）
虚 実	虚証向　（簡易版－1.0） 　　　　　精密版－1.0
寒 熱	❷温める（人参）
気・血・水	❶気（人参）・水（半夏・蒼朮）
気逆・気うつ・ 気虚・血虚・ 瘀血・水毒	気虚（四君子湯）・水毒（半夏・茯苓）
腹 診	心下振水音（六君子湯）
六病位	少陽病 （❼陳皮）─→白苔の舌 　　　　　└→中間の脈

（漢方医レベル／達人レベル）

食欲不振に気長にトライ

保険病名
胃腸の弱いもので，食欲がなく，みぞおちがつかえ，疲れやすく，貧血性で手足が冷えやすいものの次の諸症：
胃炎，胃アトニー，胃下垂，消化不良，食欲不振，胃痛，嘔吐

こんな症状にも
逆流性食道炎，つわり，小児成長遅延，うつ症状，気力の低下

ルールからイメージできる典型的患者像
分類チャートからは，人参・茯苓・蒼朮・甘草があるので四君子湯75類とわかる．気力がない状態（気虚）に有効である．生薬の方向性から，陳皮に注目し胃腸症状にも有効と判断できる．虚実スコアはマイナスで，虚弱者がターゲットとなり，麻黄が飲めない可能性が高いので，心窩部の水分貯留音（心下振水音）を認めることもある．陳皮があるのでこじれた状態（少陽病期）となり，舌は白苔で，脈は浅くも深くもなく触れる状態（中間）が処方選択のヒントになる．

ワンポイント・アドバイス
六君子湯43は胃癌術後で食べても太らないようなタイプの人に有効である．じわじわと効いてくるイメージである．手術をしていなくても，すぐに満腹になり体が華奢な人に有効である．陳皮と半夏があり，胃腸症状にも頻用される．GERD，FDなどの現代医学的病名に投与しても喜ばれることが多い．

原典
「万病回春（1587）」龔廷賢（1522～1619）

勿誤薬室方函口訣 抜粋・飛訳
六君子湯は，理中湯＝人参湯の変化したもので，消化機能（中気）を助け胃を開く働きがある．よって老人の消化機能全般の衰弱（脾胃虚弱）による痰や食思不振，または大病後の食事の味がない者に使用する．陳皮・半夏は胸中や胃の出入り口の停滞を押し開く力があり，四君子湯よりも効果的である．

45 桂枝湯 (けいしとう)

3秒ルールでは

生薬構成 5種類	桂皮 4, 芍薬 4, 大棗 4, 甘草 2, 生姜 1.5
15分類チャート	桂枝湯類⑬（漢方の基本処方）
生薬での方向性	なし
虚 実	虚証向　（簡易版　0.0） 　　　　精密版 −0.5
寒 熱	❷温める（桂皮）
気・血・水	❶気（桂皮）
気逆・気うつ・気虚・血虚・瘀血・水毒	気逆（桂皮）
腹 診	腹直筋の攣急（芍薬 4g 以上＋甘草）
六病位	太陽病 （❻桂枝湯）→ 舌の所見なし 　　　　　　 → 浮弱の脈

※漢方医レベル／達人レベル

傷寒論の基本
（芍薬・甘草・生姜・大棗＋気を鎮める桂皮）

保険病名

体力が衰えたときの風邪の初期

こんな症状にも

妊婦の風邪，イライラ，不安感，軽い頭痛，神経痛，筋肉痛

ルールからイメージできる典型的患者像

分類チャートでは名前通り桂枝湯(45)類となる．他に加味されている生薬がないので，生薬からの方向性も該当なしとなる．虚実スコアは簡易版では 0 点，精密版では桂皮が勘案されて −0.5 点となる．虚弱者（虚証）向けとわかる．桂皮があるのでセカンドステップで温める漢方とわかる．体格がやや華奢であること以外は，特別な所見を認めないことが特徴とも言える．

ワンポイント・アドバイス

桂枝湯(45)が加わると虚証向けに傾くと思っている．それ故，精密版の虚実スコアでは桂皮を −0.5 でカウントしている．小柴胡湯(9)に桂枝湯(45)が加わった柴胡桂枝湯(10)が，小柴胡湯(9)よりも虚証向けと理解できる．また，麻黄附子細辛湯(127)に桂枝湯(45)を加えると，これも麻黄附子細辛湯(127)単独よりも虚証向けの処方となる．桂枝湯(45)の芍薬を増量したものが桂枝加芍薬湯(60)で，それに大黄が加わったものが桂枝加芍薬大黄湯(134)となる．桂枝湯(45)に蒼朮と附子が加われば桂枝加朮附湯(18)になる．竜骨と牡蛎が加わると桂枝加竜骨牡蛎湯(26)である．当帰四逆加呉茱萸生姜湯(38)も桂枝湯(45)を内包している．

原典

「傷寒論，金匱要略（3 世紀）」張仲景（150？～219）

勿誤薬室方函口訣　抜粋・飛訳

桂枝湯は衆方の祖にて，古方の処方で，桂枝湯を元とする（胚胎）する処方は100以上ある．その変化や使用法は述べるまでもない．

46 七物降下湯（しちもつこうかとう）

3秒ルールでは	
生薬構成 7種類	芍薬 4, 当帰 4, 黄耆 3, 地黄 3, 川芎 3, 釣藤鈎 3, 黄柏 2
15分類チャート	四物湯類❻（貧血様症状を補う）
生薬での方向性	気が鎮まる（釣藤鈎）
虚　実	虚証向　（簡易版−1.0） 　　　　　精密版−2.0
寒　熱	❷中間（当帰・地黄）
気・血・水	❶気（釣藤鈎）・血（地黄・当帰・川芎） 水（黄耆）
気逆・気うつ・ 気虚・血虚・ 瘀血・水毒	気逆（釣藤鈎）・血虚（当帰・芍薬・川芎・地黄）
腹　診	なし
六病位	少陽病 （❺釣藤鈎ほか）─▶白苔の舌 　　　　　　　　　└▶中間の脈

漢方医レベル→
達人レベル→

血虚に効く四物湯＋釣藤鈎・黄耆・黄柏

保険病名

身体虚弱の傾向のあるものの次の諸症：
高血圧に伴う随伴症状（のぼせ，肩こり，耳なり，頭重）

こんな症状にも

眼出血，頭痛，貧血症状，寝汗

ルールからイメージできる典型的患者像

当帰・芍薬・川芎・地黄があるので分類チャートから四物湯(71)類とわかる．釣藤鈎があるため生薬の方向性から気を鎮める作用があるとイメージできる．虚実スコアはマイナスとなり華奢な体格がメインターゲットと理解できる．六病位は，釣藤鈎に着目して少陽病期向けとなる．一方で，四物湯(71)は太陰病向けである．腹壁は柔らかく，むしろ健康的な緊張感がないことが多い．寒熱はセカンドステップから温める当帰と冷やす地黄があるので中間とわかる．

ワンポイント・アドバイス

七物降下湯(46)は大塚敬節が自分の高血圧と眼底出血のために作り出した漢方薬である．昭和に誕生したもので，漢方薬のなかでは最も新しい創作とされる．四物湯(71)に釣藤鈎・川芎・黄柏という７つの生薬から成り立っており七物降下湯(46)と命名したのは馬場辰二である．大塚敬節が，「将来は東大の教授になる器であったが，漢方に興味をもって教授に嫌われた人だ．漢方が効きすぎたんだね．」と言ったそうだ．馬場辰二は東大を辞めて開業したが，吉田茂首相も患者の一人であったそうだ．昔は漢方を操る医師はどんなに優秀でも異端視されたのだ．

原典

「修琴堂創方」大塚敬節（1900～1980）

勿誤薬室方函口訣　抜粋・飛訳

記載なし

47 釣藤散（ちょうとうさん）

3秒ルールでは		
	生薬構成 11種類	石膏5，釣藤鈎3，陳皮3，麦門冬3，半夏3，茯苓3，菊花2，人参2，防風2，甘草1，生姜1
	15分類チャート	利水剤❾（水のアンバランスを改善）
	生薬での方向性	呼吸器用（麦門冬）・消化器用（陳皮） 気が鎮まる（釣藤鈎）
↑漢方医レベル↓	虚　実	中間（簡易版−1.0 精密版　0.0）
	寒　熱	❶強く冷やす（石膏）
	気・血・水	❶気（人参・麦門冬・釣藤鈎） 水（半夏・石膏）
	気逆・気うつ・気虚・血虚・瘀血・水毒	気逆（麦門冬＋半夏・釣藤鈎）
↑達人レベル↓	腹　診	なし
	六病位	少陽病 （❺釣藤鈎ほか）→白苔の舌（稀に黄苔） →中間の脈

初老期のめまい，高血圧，頭痛に（実は石膏剤）

保険病名
慢性に続く頭痛で中年以降，または高血圧の傾向のあるもの

こんな症状にも
認知症，動脈硬化症，更年期障害，イライラ

ルールからイメージできる典型的患者像
なんと分類チャートでは釣藤散㊼は利水剤の範疇に入る．生薬の方向性から，麦門冬があり呼吸器向け，陳皮があり胃腸症状向け，そして釣藤鈎があるので気が鎮まるといったイメージを持てる．虚実スコアは簡易版では−1点，精密版では0点である．典型的イメージは中肉中背からやや華奢な人向けとなる．釣藤鈎と麦門冬＋半夏があるのでキレやすい状態（気逆）に極めて有効となる．頭痛があってのぼせているイメージを持てばいい．そして寒熱のルールは石膏に着目して冷やす作用が強い漢方薬と理解できる．顔が赤いイメージだ．腹部所見に特段のものはない．虚弱者（虚証）向けにて腹部の筋力は強くはない．釣藤鈎があるのでこじれた状態（少陽病）向けとわかり，舌は白苔，脈は浅くも深くもなく触れる状態（中間）が典型的とわかる．

ワンポイント・アドバイス
初老期の頭痛に有効な釣藤散㊼である．そんな高齢者をイメージしてもわかりやすい．石膏があるので冷え症の人に使うと，冷えが増すことがある．高血圧が落ち着くことも経験する．

原典
「本事方（1132）」許叔微（1079〜1154）

勿誤薬室方函口訣　抜粋・飛訳
釣藤散は一般にいわゆる癇癪持ち（癇症）の人，気逆が甚だしい人，頭痛しめまいのある人，あるいは肩から背中が凝っている人，目が赤い人，心気鬱塞の人を治す．亀井南冥はこれらの症状に温胆湯加石膏を使用したが，こちらが優れている．

48 十全大補湯(じゅうぜんたいほとう)

3秒ルールでは	
生薬構成 10種類	黄耆3,桂皮3,地黄3,芍薬3, 川芎3,蒼朮3,当帰3,人参3, 茯苓3,甘草1.5
15分類チャート	四君子湯類❹(気力をつける)・参耆剤❺(体力・気力をつける)・四物湯類❻(貧血様症状を補う)・利水剤❾(水のアンバランス改善)
生薬での方向性	なし

漢方医レベル

虚 実	虚証向 (簡易版−2.0) 精密版−3.5
寒 熱	❷温める(桂皮・人参・当帰・地黄)
気・血・水	❶気(人参・桂皮)・血(地黄・当帰・川芎)・水(蒼朮・黄耆)
気逆・気うつ・ 気虚・血虚・ 瘀血・水毒	気逆(桂皮)・気虚(人参・黄耆) 血虚(当帰+芍薬+川芎+地黄)

達人レベル

腹 診	なし
六病位	太陰病 (❿当帰ほか)─→舌は薄白〜特異所見なし 　　　　　　　└→沈弱の脈

四物湯・四君子湯含有の参耆剤

保険病名
病後の体力低下，疲労倦怠，食欲不振，ねあせ，手足の冷え，貧血

こんな症状にも
肛門周囲腫瘍，痛み全般，腰痛，生理痛，皮膚のカサカサ，掻痒症

ルールからイメージできる典型的患者像
分類チャートからは，人参・茯苓・蒼朮・甘草があるので四君子湯75類の範疇に入る．また，当帰・芍薬・川芎・地黄となるので四物湯71の範疇にも入る．人参と黄耆があるので参耆剤の性格もある．そして，茯苓・蒼朮という利水効果の生薬もあり利水剤の性格も持つ．大切な点は，四君子湯75があるから気力がない状態（気虚）に有効で，また四物湯71があるから貧血・栄養障害（血虚）に有効なことである．よって気血両虚に有効な参耆剤となる．桂皮があるので精神的にキレやすい状態（気逆）にも有効だ．虚実スコアは簡易版で−2点，精密版で−3.5点で，虚弱な体格と腹部をイメージすれば十分である．

ワンポイント・アドバイス
十全大補湯48は補中益気湯41並んで，参耆剤の王様である．ツムラ128処方の中に，参耆剤は10処方あるが，この2つが参耆剤では特に重要である．補中益気湯41が，気虚がメインであるのに対して，十全大補湯48は気血両虚を補うのが大切な処方選択のヒントである．

原典
「和剤局方（1107）」陳師文ら

勿誤薬室方函口訣　抜粋・飛訳
十全大補湯は，局方によれば，気血両虚が目的にて，寒に対して黄耆と桂枝がある．また下腹部（下元）の虚も桂枝の目的である．黄耆は人参とともに自汗や盗汗を止めて，表気を固めるのが目的である．

50 荊芥連翹湯（けいがいれんぎょうとう）

3秒ルールでは	
生薬構成 17種類	黄芩 1.5, 黄柏 1.5, 黄連 1.5, 桔梗 1.5, 枳実 1.5, 荊芥 1.5, 柴胡 1.5, 山梔子 1.5, 地黄 1.5, 芍薬 1.5, 川芎 1.5, 当帰 1.5, 薄荷 1.5, 白芷 1.5, 防風 1.5, 連翹 1.5, 甘草 1
15分類チャート	柴胡剤❷（慢性期，抗炎症） 瀉心湯類❸（気を鎮める，抗炎症） 四物湯類❻（貧血様症状を補う）
生薬での方向性	皮膚科用（荊芥・連翹） 排膿作用（桔梗）

漢方医レベル / 達人レベル

漢方医レベル	虚 実	実証向　（簡易版　1.0） 　　　　　精密版　1.0
	寒 熱	❶強く冷やす（黄連）
	気・血・水	❶気（柴胡・山梔子・黄連） 　血（地黄・川芎・当帰）
	気逆・気うつ・ 気虚・血虚・ 瘀血・水毒	気逆（麦門冬・半夏・釣藤鈎・山梔子） 血虚（当帰・芍薬・川芎・地黄）
達人レベル	腹 診	胸脇苦満（柴胡） 心下痞鞕（黄連）
	六病位	少陽病 （❺柴胡ほか）─┬─►白苔の舌（稀に黄苔） 　　　　　　　　└─►中間の脈

ともかくまずい，気長に飲んで体質改善

保険病名
蓄膿症，慢性鼻炎，慢性扁桃炎，にきび

こんな症状にも
鼻血・中耳炎・多動・アトピー・体質異常，花粉症

ルールからイメージできる典型的患者像
構成生薬数が17の漢方薬である．構成生薬数が多いものは体質改善のイメージが強くなる．分類チャートから柴胡剤とわかる．また黄連と黄芩があるので瀉心湯でもある．その上，四物湯㊆の構成要素である当帰・芍薬・川芎・地黄を含んでいる．正確に言うと四物湯㊆+黄連解毒湯⑮（黄連・黄芩・黄柏・山梔子）である温清飲㊼をそのまま内包している．生薬の方向性からは荊芥・連翹があるので皮膚疾患に有効，そして桔梗があるので排膿作用が強いとイメージできる．虚実スコアはプラス1点で，中肉中背からややがっちりしていて，そして腹部はそこそこ緊張していて，柴胡があるので肋骨弓下の圧痛（胸脇苦満），黄連があるので心窩部の圧痛（心下痞鞕）を認めるといった所見である．寒熱のルールは黄連に着目して強く冷やす漢方薬とわかる．

ワンポイント・アドバイス
荊芥連翹湯㊿は体質改善に気長に使用する．最初から決めうちで使うことは少なく，いくつかの漢方薬が効かないときに，体質改善を目指して長期に処方することが多い．また，他の漢方薬と併用することもある．その時は，荊芥連翹湯㊿ですでに17の生薬がある．あまりにも構成生薬が増えると効かなくなると思っているので，荊芥連翹湯㊿と併用するときは食前と食後に分けるなどの工夫をしている．

原典
「一貫堂創方」森道伯（1867～1931）

勿誤薬室方函口訣　抜粋・飛訳
記載なし

51 潤腸湯 (じゅんちょうとう)

3秒ルールでは

生薬構成 10種類	地黄 6, 当帰 3, 黄芩 2, 枳実 2, 杏仁 2, 厚朴 2, 大黄 2, 桃仁 2, 麻子仁 2, 甘草 1.5
15分類チャート	駆瘀血剤⑩（血の溜まりを改善する） 大黄剤⑫（下剤, 鎮静, 血の溜まりを改善） 気剤⑭（気をめぐらせる）
生薬での方向性	下剤（麻子仁）

漢方医レベル

虚 実	実証向	（簡易版 0.0） 精密版 2.0
寒 熱	❷冷やす（当帰・大黄・地黄・黄芩）	
気・血・水	❶気（厚朴）・血（地黄・当帰・大黄・桃仁）・水（杏仁）	
気逆・気うつ・ 気虚・血虚・ 瘀血・水毒	気うつ（厚朴）・瘀血（当帰・大黄）	

達人レベル

腹 診	小腹鞕満（当帰・大黄）
六病位	太陰病 ❺黄芩をパス,　→舌は薄白〜特異所見なし ❿地黄ほか　　→沈弱の脈

大黄を含んでいながら優しい下剤効果

保険病名

便秘

こんな症状にも

なし

ルールからイメージできる典型的患者像

分類チャートからはまず大黄剤と理解できる．大黄は下剤として使用されている．便秘がメインターゲットである．ところが，当帰や桃仁があり駆瘀血剤の性格も持っている．大黄にも実は駆瘀血作用があることが大切で，潤腸湯(51)は３つの駆瘀血作用を持つ生薬を含む漢方薬となる．厚朴という気剤の性格が強い生薬も含んでいる．漢方の下剤が，実は下剤以外のいろいろな効果をもつことがイメージしやすいと思う．虚実スコアは簡易版では0，精密版では２点になる．大黄があるとがっちりタイプ（実証）向けに傾く．潤腸湯(51)はある程度の虚証に使用しても問題ない．寒熱のルールからは，当帰が温める傾向，大黄と地黄，黄芩が冷やす傾向から，やや冷やす漢方薬となる．六病位は例外的扱いである．黄芩があるが少陽病とはせず，地黄に着目して太陰病に分類する．腹部では古血の溜まり（瘀血）の所見である下腹部の圧痛（小腹鞕満）もヒントになる．

ワンポイント・アドバイス

便秘には大黄剤がまず考慮される．しかし，大黄剤でも腹痛になる人がいる．あまりにも虚証の人には潤腸湯(51)を含めた大黄剤は使用できないことがある．こんなときには大建中湯(100)や柴胡剤である加味逍遙散㉔，小柴胡湯⑨などにも瀉下効果を期待できる．

原典

「万病回春（1587)」龔廷賢（1522〜1619)

勿誤薬室方函口訣　抜粋・飛訳

記載なし

52 薏苡仁湯 (よくいにんとう)

３秒ルールでは

生薬構成 ７種類	薏苡仁 8, 蒼朮 4, 当帰 4, 麻黄 4, 桂皮 3, 芍薬 3, 甘草 2
15 分類チャート	麻黄剤❶（急性期用・鎮痛） 温性駆瘀血剤⓫（血の溜まりを改善）
生薬での方向性	抗炎症作用（薏苡仁）
虚　実	実証向　（簡易版　0.0） 　　　　　精密版　0.5
寒　熱	❷温める（桂皮・当帰）
気・血・水	❶気（桂皮）・血（当帰）・水（蒼朮）
気逆・気うつ・ 気虚・血虚・ 瘀血・水毒	気逆（桂皮）・瘀血（当帰あり地黄なし）
腹　診	小腹鞕満（当帰あり地黄なし）
六病位	少陽病 （❺薏苡仁）─┬─▶白苔の舌 　　　　　　　└─▶中間の脈

（漢方医レベル／達人レベル）

筋肉痛や関節痛に

保険病名
関節痛, 筋肉痛

こんな症状にも
いぼ, 関節リウマチ, 頸腕症候群, 腰痛

ルールからイメージできる典型的患者像
分類チャートから麻黄を含むので麻黄剤, そして当帰があって地黄がないので温性駆瘀血剤となる. 腹診所見には温性駆瘀血剤のため, 下腹部の圧痛 (小腹鞭満) がヒントになる. 麻黄があると小腹鞭満が認められる頻度は減る. よって麻黄があれば小腹鞭満の所見が消失するというイメージをもってもよいが, あくまでもヒントにて, ルールを理解した上で例外を覚えていけばわかりやすい. 当帰があって地黄がなく, かつ麻黄を含む漢方薬は薏苡仁湯㉜以外には, 防風通聖散㉖と五積散㉓がある. どれも小腹鞭満があると理解してもいいし, 麻黄があるので小腹鞭満の頻度が少なくなると覚えてもいい. 処方選択にはあまり差はない. 生薬の方向性から, 薏苡仁があるので鎮痛作用と理解できる. 虚実スコアは簡易版では0点, 精密版では麻黄で2点, 桂皮で−0.5点, 当帰で−1点にて, 合計で0.5点となる. 中間からほんの少しがっちりタイプといったイメージだ. 桂皮があるのでキレやすい状態 (気逆) にも有効である.

ワンポイント・アドバイス
麻黄には鎮咳利水作用などもあるので, 蒼朮と合わせて考えれば膝関節のむくみなどにも有効と推測できる.

原典
「明医指掌 (1622)」皇甫中 (生没年不詳)

勿誤薬室方函口訣 抜粋・飛訳
薏苡仁湯は, 麻黄加朮湯や麻杏薏甘湯よりもさらに重い症状に使用する. 桂芍知母湯の症状で附子に反応しないものにも有効なことがある.

53 疎経活血湯（そけいかっけつとう）

3秒ルールでは	
生薬構成 17種類	芍薬 2.5, 地黄 2, 川芎 2, 蒼朮 2, 当帰 2, 桃仁 2, 茯苓 2, 威霊仙 1.5, 羌活 1.5, 牛膝 1.5, 陳皮 1.5, 防已 1.5, 防風 1.5, 竜胆 1.5, 甘草 1, 白芷 1, 生姜 0.5
15分類チャート	四物湯類❻（貧血様症状を補う） 利水剤❾（水のアンバランスを改善） 駆瘀血剤❿（血の溜まりを改善する）
生薬での方向性	消化器用（陳皮） 鎮痛（防已）
虚　実	中間向　（簡易版−1.0） 　　　　　精密版　0.0
寒　熱	❷中間（当帰・地黄）
気・血・水	❶血（地黄・川芎・桃仁・当帰） 　水（蒼朮・防已）
気逆・気うつ・ 気虚・血虚・ 瘀血・水毒	血虚（当帰・芍薬・川芎・地黄） 瘀血（当帰・桃仁）・水毒（茯苓・蒼朮）
腹　診	小腹鞕満（当帰＋桃仁）
六病位	太陰病 （❺陳皮をパス,　→舌は薄白〜特異所見なし 　❿当帰ほか）　→沈弱の脈

（漢方医レベル → 達人レベル）

構成生薬 17 種．思いの外，腰痛に素早く効果あり

保険病名

関節痛，神経痛，腰痛，筋肉痛

こんな症状にも

慢性疼痛，むくみ，胃もたれ

ルールからイメージできる典型的患者像

17種類の生薬からなる漢方薬．ツムラ保険適用内服エキス剤128種類では18種類からなる防風通聖散㉒が最多の構成生薬からなるが，疎経活血湯㊴はそれに次いで構成生薬数が多い．構成生薬数が多いと即効性は期待できない．分類チャートからは，当帰・芍薬・川芎・地黄という四物湯㉛の構成要素が全てあるので四物湯㉛類に分類される．また当帰と桃仁があるので駆瘀血剤の範疇にも入り，茯苓と蒼朮があるので利水剤の範疇でもある．生薬の方向性からは防已があるので鎮痛作用となる．虚実スコアは簡易版では−1点，精密版では0点となる．中間からやや虚弱のイメージである．お腹の力は中等度で，中肉中背からやや華奢，そして古血の溜まりを改善する（駆瘀血）効果があるので下腹部の圧痛（小腹硬満）もヒントになる．六病位では当帰があることから太陰病に該当し，舌の所見は白苔から所見なし，また脈は沈弱であることが多い．

ワンポイント・アドバイス

疎経活血湯㊴は不思議な薬と思う．腰痛を訴える患者に著効することが結構ある．万病回春の処方にて，漢方の中では比較的新しい時期のものになる．勿誤薬室方函口訣にも記載は見当たらない．ちょっと不思議だ．

原典

「万病回春（1587）」龔廷賢（1522〜1619）

勿誤薬室方函口訣　抜粋・飛訳

記載なし

54 抑肝散(よくかんさん)

3秒ルールでは	
生薬構成 7種類	蒼朮 4, 茯苓 4, 川芎 3, 釣藤鈎 3, 当帰 3, 柴胡 2, 甘草 1.5
15分類チャート	柴胡剤❷（慢性期用，抗炎症）・利水剤❾（水のアンバランスを改善する）・温性駆瘀血剤⓫（血の溜まりを改善する）
生薬での方向性	気を鎮める（釣藤鈎）
虚　実	虚証向　　（簡易版－1.0） 　　　　　精密版－1.0
寒　熱	❷温める（当帰）
気・血・水	❶気（釣藤鈎・柴胡）・血（川芎・当帰） 水（蒼朮）
気逆・気うつ・ 気虚・血虚・ 瘀血・水毒	気逆（釣藤鈎）・瘀血（当帰あり地黄なし）・水毒（蒼朮・茯苓）
腹　診	小腹鞕満（当帰あり地黄なし） 胸脇苦満（柴胡）・大動脈拍動の触知
六病位	少陽病 （❺柴胡ほか）→白苔の舌 　　　　　　　→中間の脈

（漢方医レベル／達人レベル）

釣藤鈎含有の柴胡剤，かんしゃくを抑えます

保険病名
虚弱な体質で神経がたかぶるものの次の諸症：神経症，不眠症，小児夜なき，小児疳症

こんな症状にも
認知症，統合失調症，眼瞼けいれん，境界性パーソナリティ障害，歯ぎしり

ルールからイメージできる典型的患者像
7種類の生薬からなるが，分類チャートから柴胡があるので柴胡剤，当帰があって地黄がないので温性駆瘀血剤，茯苓と蒼朮があるので利水剤の範疇に入る．生薬の方向性からは釣藤鈎があるので気を鎮める作用がある．虚実スコアは簡易版と精密版とも－1点で，虚弱者がメインターゲットとわかる．腹部所見は柴胡から肋骨弓下の圧痛（胸脇苦満），温性駆瘀血剤から下腹部の圧痛（小腹硬満）となる．六病位の分類は柴胡の存在からこじれた状態（少陽病）に該当し，よって舌は厚い白苔，脈は浅くも深くもなく触れる状態（中間）が典型所見とわかる．

ワンポイント・アドバイス
元来は子供の夜泣きの薬で，母子同服が推奨されていた．

原典
「保嬰撮要（1555）」薛鎧・薛己（1486〜1558）

勿誤薬室方函口訣　抜粋・飛訳
抑肝散は四逆散の変化したもので，概して肝に関わる症状を治し，筋肉が攣急するものを治す．四逆散は腹直筋周囲（腹中任脈通り）が拘急している者を治す．この処方は左腹部から拘急し四肢の筋が攣急するものを治す．この処方を大人の半身不随に用いるのは和田東郭の経験である．もし怒りの感情があればこの処方が有効であることは間違いない．また逍遙散とは2味を異にしているが，その効用は同じではないことに着目すべし．
逍遙散：蒼朮，当帰，茯苓，甘草，柴胡，薄荷，芍薬
抑肝散：蒼朮，当帰，茯苓，甘草，柴胡，川芎，釣藤鈎

55 麻杏甘石湯 (まきょうかんせきとう)

3秒ルールでは

生薬構成 4種類	石膏 10, 杏仁 4, 麻黄 4, 甘草 2
15分類チャート	麻黄剤❶（急性期用・鎮痛）
生薬での方向性	なし
虚 実	実証向 （簡易版 1.0） 精密版 3.0
寒 熱	❶冷やす（石膏）
気・血・水	❶水（杏仁・石膏）
気逆・気うつ・ 気虚・血虚・ 瘀血・水毒	なし
腹 診	なし
六病位	少陽病 （❺石膏）→ 白苔の舌（稀に黄苔） → 中間の脈

（漢方医レベル／達人レベル）

130

咳止め的に麻杏甘石湯，風邪の初期は NG です

保険病名
小児ぜんそく，気管支ぜんそく

こんな症状にも
慢性の咳，マイコプラズマ肺炎回復期，関節痛，筋肉痛

ルールからイメージできる典型的患者像
構成生薬が4つの簡素は漢方薬である．分類チャートからは麻黄があるので麻黄剤の範疇に入る．虚実スコアは簡易版で麻黄の存在から1点，精密版では麻黄が2点で石膏が1点にて合計で3点となる．寒熱のルールは石膏から強く冷やす漢方薬となる．腹部は皮膚と皮下組織の緊張が良好であることが典型的所見になる．石膏があるので六病位はこじれた状態（少陽病）に分類され，舌は白苔，脈が浅くも深くもなく触れる状態（中間）が典型所見と推測できる．

ワンポイント・アドバイス
麻黄剤で石膏を含んでいることが麻杏甘石湯⑤の特徴である．麻黄と石膏を含む漢方薬は，麻杏甘石湯⑤以外では，越婢加朮湯㉓，五虎湯㉟そして防風通聖散㉖である．麻黄剤は解熱に使用されるが，それは無理矢理熱を下げるのではなく熱を上昇させて，そして発汗を導いて解熱している．よって石膏の冷やす効果があると漢方的解熱剤としては適さないのである．麻黄があって石膏がないと発汗作用，麻黄と石膏があると止汗作用が強いとも説明可能である．大青竜湯はエキス剤にはなく，麻杏甘石湯⑤＋麻黄湯㉗などで代用可能である．あまりにも高熱の時には例外的に石膏が必要という解釈だ．

原典
「傷寒論（3世紀）」張仲景（150 ？〜219）

勿誤薬室方函口訣　抜粋・飛訳
麻杏甘石湯は，麻黄湯の裏面の薬で，汗が出て呼吸困難（汗出而喘）があることが主目標である．

56 五淋散（ごりんさん）

3秒ルールでは	
生薬構成 11種類	茯苓6, 黄芩3, 甘草3, 地黄3, 車前子3, 沢瀉3, 当帰3, 木通3, 山梔子2, 芍薬2, 滑石3
15分類チャート	利水剤❾（水のアンバランスを改善）
生薬での方向性	泌尿器用（車前子）

漢方医レベル

虚 実	中間向 （簡易版 0.0） 精密版 0.0
寒 熱	❷冷やす（当帰・地黄・黄芩）
気・血・水	❶気（山梔子）・血（地黄・当帰） 水（沢瀉）
気逆・気うつ・ 気虚・血虚・ 瘀血・水毒	気逆（山梔子）・水毒（茯苓・沢瀉）

達人レベル

腹 診	なし
六病位	少陽病 （❺黄芩）―→白苔の舌（稀に黄苔） 　　　　　―→中間の脈

泌尿器科的な訴えに，実は地黄含有薬

保険病名
頻尿，排尿痛，残尿感

こんな症状にも
尿道炎，慢性前立腺炎，尿路結石

ルールからイメージできる典型的患者像
五淋散㊼は，車前子を含むので生薬の方向性から泌尿器疾患がメインターゲットとわかる．分類チャートからは茯苓と沢瀉があるので，利水剤の範疇に入る．虚実スコアは簡易版と精密版とも0点で，中肉中背の人を中心に幅広く使用可能と理解できる．腹部の診察で皮膚と皮下組織の張り具合は中等度，それ以外に特別な所見はないことが多い．黄芩があるので六病位ではこじれた状態（少陽病）となり，舌は白苔，脈は浅くも深くもなく触れる状態（中間）が典型所見である．山梔子があるのでキレやすい状態（気逆）にも有効である．寒熱のルールではステップ1に該当する生薬である黄連・石膏・附子・乾姜がないので，ステップ2で判断する．温める生薬である桂皮・人参・当帰，冷やす生薬である地黄・黄芩・大黄の数で決める方法だ．五淋散㊼には当帰・地黄・黄芩が含まれているので，冷やす生薬数が勝る．よって五淋散㊼は冷やす傾向があると判断できる．

ワンポイント・アドバイス
左ページの構成生薬で寒熱をみると，当帰以外はすべて冷やす生薬である．すべての生薬の温・寒・冷から漢方薬の方向性を考えていてはいつまでたっても理解できない．また，生薬自体の温・寒・冷も曖昧なものも多い．ステップ1・2でざっくり考えれば必要十分だ．

原典
「和剤局方（1107）」陳師文ら

勿誤薬室方函口訣　抜粋・飛訳
記載なし

57 温清飲(うんせいいん)

3秒ルールでは	
生薬構成 8種類	地黄 3, 芍薬 3, 川芎 3, 当帰 3, 黄芩 1.5, 黄柏 1.5, 黄連 1.5, 山梔子 1.5
15分類チャート	瀉心湯類❸(気を鎮める,抗炎症) 四物湯類❻(貧血様症状を補う)
生薬での方向性	なし
虚 実	実証向 (簡易版 1.0) 精密版 1.0
寒 熱	❶強く冷やす(黄連)
気・血・水	❶気(黄連・山梔子) 血(地黄・川芎・当帰)
気逆・気うつ・ 気虚・血虚・ 瘀血・水毒	気逆(黄連・山梔子) 血虚(当帰+芍薬+川芎+地黄)
腹 診	心下痞鞭(黄連)
六病位	少陽病 (❺黄連ほか)―►白苔の舌(稀に黄苔) 　　　　　　―►中間の脈

漢方医レベル ← → 達人レベル

冬悪くなるカサカサ湿疹に有効

保険病名 皮膚の色つやが悪く，のぼせるものに用いる：月経不順，月経困難，血の道症，更年期障害，神経症

こんな症状にも 皮膚の乾燥感，掌蹠膿疱症，アトピー

ルールからイメージできる典型的患者像

温清飲(57)は構成生薬が 8 種類の漢方薬．四物湯(71)（当帰・芍薬・川芎・地黄）と黄連解毒湯⑮（黄連・黄芩・黄柏・山梔子）を単純に合わせたもの．よって，分類チャートから四物湯(71)類で，黄連と黄芩 を含むので瀉心湯類の範疇に入る．虚実スコアは簡易版・精密版とも＋1 点となる．ややがっちりタイプ向けの漢方薬となる．寒熱のルールは黄連に着目して強く冷やす漢方薬と理解できる．腹部所見は，体格がややがっちりタイプにてお腹の張りも平均的からややしっかりしている．黄連があるので心窩部の圧痛（心下痞鞕）が処方選択のヒントになる．六病位は黄連に着目してこじれた状態（少陽病期）となり，脈は浅くも深くもなく触れる状態（中間）となる．舌は白苔であるが，瀉心湯類ではやや黄色みを帯びることも多い．

ワンポイント・アドバイス

温清飲(57)は四物湯(71)が温める漢方薬で，黄連解毒湯⑮が冷やす漢方薬にて，温めながら冷やす漢方薬とも言われる．しかし四物湯(71)自体はルール上は，温める当帰と冷やす地黄から中間に分類され，温める効果が強力な漢方には分類されない．勿誤薬室方函口訣にも記載があるように温と冷の作用に昔から注目している漢方薬である．

原典 「万病回春（1587）」龔廷賢（1522～1619）

勿誤薬室方函口訣　抜粋・飛訳

温清飲は，温（温める）と清（冷ます）がともにあることが大切である．婦人の性器出血（漏下），帯下，また男性でも下血が治まらないときに著効する．

58 清上防風湯 (せいじょうぼうふうとう)

3秒ルールでは	
生薬構成 12種類	黄芩 2.5, 桔梗 2.5, 山梔子 2.5, 川芎 2.5, 浜防風 2.5, 白芷 2.5, 連翹 2.5, 黄連 1, 甘草 1, 枳実 1, 荊芥 1, 薄荷 1
15分類チャート	瀉心湯類❸（気を鎮める，抗炎症）
生薬での方向性	皮膚用（連翹・荊芥）・排膿作用（桔梗）
虚　実	実証向　（簡易版　2.0） 　　　　　精密版　2.0
寒　熱	❶強く冷やす（黄連）
気・血・水	❷気（黄連・山梔子）・血（川芎）
気逆・気うつ・ 気虚・血虚・ 瘀血・水毒	気逆（黄連・山梔子）
腹　診	心下痞鞕（黄連）
六病位	少陽病 （❺黄連ほか）━┳━▶白苔の舌（稀に黄苔） 　　　　　　　　┗━▶中間の脈

漢方医レベル ／ 達人レベル

ニキビのファーストチョイス，実は瀉心湯

保険病名
にきび

こんな症状にも
頭痛，軽症の風邪，酒さ，イライラ

ルールからイメージできる典型的患者像
分類チャートからは黄連と黄芩があるので瀉心湯に分類される．生薬の方向性からは，荊芥と連翹があるので皮膚疾患向けと理解でき，また桔梗があるので排膿作用が強いとわかる．虚実スコアは簡易版・精密版とも+2点となり，がっちりタイプがメインターゲットとわかる．寒熱のルールは黄連があることから，ファーストステップでオートマチックに冷やす漢方薬となる．黄連と山梔子があるのでキレやすい状態（気逆）を治す作用は強い．虚実スコアが+2点にて腹部の張りはしっかりしている．また黄連があるので心窩部の圧痛（心下痞鞕）を認めることもある．黄連があれば六病位ではこじれた状態（少陽病）になり，脈は浅くも深くもなく触れる状態（中間）となる．舌は白苔であるが，瀉心湯類では黄色みが強く出ることも多い．上記のイメージに皮膚疾患の併存や排膿を要するような病態を想像すれば典型的イメージはたやすく想像できる．

ワンポイント・アドバイス
ニキビには著効することがある漢方薬だ．性別を問わずに使用している．たしかに虚弱な人よりはがっちりタイプに有効と思う．当帰芍薬散㉓や桂枝茯苓丸㉕もニキビに有効．

原典
「万病回春（1587）」龔廷賢（1522〜1619）

勿誤薬室方函口訣 抜粋・飛訳
清上防風湯は風熱上焦で顔に化膿創がある．胸部より上の症状に有効にて，防風通聖散のように，硝黄や滑石などは用いていない．

59 治頭瘡一方 (ぢづそういっぽう)

3秒ルールでは	
生薬構成 9種類	川芎 3, 蒼朮 3, 連翹 3, 忍冬 2, 防風 2, 甘草 1, 荊芥 1, 紅花 1, 大黄 0.5
15分類チャート	駆瘀血剤⑩（血の溜まりを改善する） 大黄剤⑫（下剤, 鎮静, 血の溜まりを改善）
生薬での方向性	皮膚用（荊芥・連翹）
虚 実	実証向　（簡易版　0.0） 　　　　　精密版　1.0
寒 熱	❷冷やす（大黄）
気・血・水	❶血（川芎・紅花・大黄）・水（蒼朮）
気逆・気うつ・ 気虚・血虚・ 瘀血・水毒	瘀血（紅花・大黄）
腹 診	小腹鞕満（紅花・大黄）
六病位	少陽病 （❹紅花＋大黄）→白苔の舌（稀に黄苔） 　　　　　　　　　→中間の脈

漢方医レベル / 達人レベル

頭の湿疹の特効薬，駆瘀血作用の紅花含有

保険病名

湿疹，くさ，乳幼児の湿疹

こんな症状にも

アトピー性皮膚炎，膿皮症

ルールからイメージできる典型的患者像

分類チャートからは紅花と大黄という駆瘀血作用の強い生薬を 2 つ含むので駆瘀血剤と分類できる．また大黄があるので大黄剤の範疇にも当然に入る．生薬の方向性からは，荊芥と連翹があるので皮膚疾患向けと理解できる．寒熱はセカンドステップから大黄があるので冷やす作用とオートマチックにわかる．虚実スコアは簡易版では 0 点，精密版では大黄があるので＋1 点となる．中間からややがっちり向けがメインターゲットとわかる．腹部には紅花と大黄があることとから下腹部の圧痛（小腹鞕満）が認められる可能性が高い．六病位も紅花と大黄の存在から少陽病に分類され，よって舌は白色，脈は浅くも深くもなく触れる状態（中間）である可能性が高い．大黄があるので便秘傾向が処方選択のヒントにもなる．

ワンポイント・アドバイス

治頭瘡一方(59)は顔の湿疹に多用されるが，どの生薬の存在で，またはどの生薬の組合せで顔に薬効が向くのかは不明である．忍冬は治頭瘡一方(59)にのみ含まれているので，忍冬が大切な生薬なのかもしれない．煎じ薬で著効した時に，敢えて忍冬を抜いてみればわかるのではないかと思っている．

原典

原典不詳．日本で創作された処方．「勿誤薬室方函口訣」に記載がある．

勿誤薬室方函口訣　抜粋・飛訳

治頭瘡一方は頭の湿疹だけではなく，顔面の湿疹にも使用する．清上防風湯は熱を冷まし，この処方は解毒することが目標である．

60 桂枝加芍薬湯

けいしかしゃくやくとう

3秒ルールでは

	生薬構成 5種類	芍薬6，桂皮4，大棗4，甘草2，生姜1
	15分類チャート	桂枝湯類⑬（漢方の基本処方）
	生薬での方向性	なし
←漢方医レベル→	虚　実	虚証向（簡易版　0.0 精密版－0.5）
←漢方医レベル→	寒　熱	❷温める（桂皮）
←漢方医レベル→	気・血・水	❶気（桂皮）
←漢方医レベル→	気逆・気うつ・気虚・血虚・瘀血・水毒	気逆（桂皮）
←達人レベル→	腹　診	腹直筋の攣急（芍薬4g以上＋甘草）
←達人レベル→	六病位	太陰病（❻桂枝湯をパス，❻芍薬5g以上）→►舌は薄白～特異所見なし ►沈弱の脈

芍薬を増量した桂枝湯，お腹を治す薬

保険病名
腹部膨満感のある次の諸症：しぶり腹，腹痛

こんな症状にも
過敏性腸症候群，虚弱体質，腸管通過障害

ルールからイメージできる典型的患者像
処方構成が5種類でまったく桂枝湯㊺と同じつくりである．桂枝湯㊺の芍薬を1.5倍にしたものがほぼ桂枝加芍薬湯㉖となる．生薬の方向性で着目すべき生薬はない．虚実スコアは簡易版では0点，精密版では桂皮の存在で−0.5点となる．中間からやや虚弱向きである．桂皮があるので寒熱のルールからは温める漢方とわかり，またキレやすい状態（気逆）にも有効と推測可能である．腹部所見は芍薬と甘草があり，かつ芍薬の量が4g以上にて腹直筋の攣急（過度の緊張）がはっきりと認められることが多い．桂枝湯㊺の芍薬が増量されていることから，六病位の部類では闘病力が低下している状態（太陰病）になる．よって，舌はやや白色から無苔，そして脈は沈んで弱いとわかる．

ワンポイント・アドバイス
桂枝湯㊺と桂枝加芍薬湯㉖のみが，生薬の割合で名前が異なる漢方薬である．桂枝湯㊺は芍薬が4g，桂枝加芍薬湯㉖は6gである．生姜も異なっているがこちらはあまり意味がない．芍薬の存在は薬の方向性を胸部や頭部から腹部に向けると昔から言われている．そんなものかなと理解すればいい．大切なことは芍薬だけのバランスで漢方薬の名称や使用法が異なるということである．芍薬以外にそのような漢方薬はない．つまり芍薬以外はあまりバランスに重きを置かなくてもいいことになる．また桂枝湯㊺と芍薬含有漢方薬の併用は要注意ということにもなる．

原典
「傷寒論（3世紀）」張仲景（150？〜219）

勿誤薬室方函口訣　抜粋・飛訳
桂枝加芍薬湯単独では記載なし．当帰大黄湯の説明文に桂枝加芍薬湯の名前は登場する．

61 桃核承気湯 (とうかくじょうきとう)

3秒ルールでは	
生薬構成 5種類	桃仁 5, 桂皮 4, 大黄 3, 甘草 1.5, 芒硝 0.9
15分類チャート	駆瘀血剤⑩（血の溜まりを改善する） 承気湯類⑫（下剤，鎮静，血の溜まりを改善）
生薬での方向性	なし
虚 実	実証向 （簡易版　0.0） 　　　　（精密版　2.5）
寒 熱	中間（桂皮・大黄）
気・血・水	気（桂皮）・血（桃仁・大黄）
気逆・気うつ・気虚・血虚・瘀血・水毒	気逆（桂皮）・瘀血（桃仁＋大黄）
腹 診	小腹鞕満（桃仁＋大黄）
六病位	陽明病 （❸大黄＋芒硝）━▶黄苔の舌 　　　　　　　　━▶沈実の脈

漢方医レベル → 虚実／寒熱／気・血・水／気逆・気うつ・気虚・血虚・瘀血・水毒

達人レベル → 腹診／六病位

承気湯に桃仁をプラスした駆瘀血剤

保険病名

比較的体力があり，のぼせて便秘しがちなものの次の諸症：
月経不順，月経困難症，月経時や産後の精神不安，腰痛，便秘，高血圧の随伴症状（頭痛，めまい，肩こり）

こんな症状にも

ヒステリー，不安神経症，骨盤内うっ血症候群，イライラ

ルールからイメージできる典型的患者像

分類チャートで大黄と芒硝に着目すると承気湯類に分類される．また大黄と桃仁から駆瘀血剤とも分類される．虚実スコアは精密版では 2.5 点となる．桂皮があるのでのぼせにも有効，また腹部はがっちりしており，便秘傾向，かつ下腹部の圧痛（小腹鞕満）があると推測できる．六病位は承気湯にて腹が張って稽留熱（陽明病）である．

原典

「傷寒論（3 世紀）」張仲景（150？～219）

勿誤薬室方函口訣　抜粋・飛訳

桃核 承 気湯は，急性発熱性疾患（傷寒），瘀血，小腹急結を治すことは勿論であるが，いろいろな血証に使用すべきである．例えば，吐血，鼻血などが止まらない時は著効する．また頸部口腔の壊死性病変（走馬疳），歯肉の壊死性病変（齗疳），出血が止まらない時はこの処方でなければ対処できない．化膿性腫瘍（癰疽），痘瘡，紫黒色にて内攻する者，この処方で気持ちよく排便すると元気になる．また，婦人の陰部の腫瘤による痛み，出血性尿道炎（血淋）に有効である．産後に悪露が排泄されず腹痛を生じる者，胎盤（胞衣）が出ずに日々経過するものには，この処方を煮て酒を入れ与える．また打撲，閉経，瘀血の腰痛などに使用する瘀血では昼軽く夜重い症状となるのが目標である．関節炎（痛風）も昼軽くて夜重い者は血によるので有効である．数年の歯痛もこの処方を丸薬として飲むと治ることがある．

62 防風通聖散（ぼうふうつうしょうさん）

3秒ルールでは	
生薬構成 18種類	黄芩 2, 甘草 2, 桔梗 2, 石膏 2, 白朮 2, 大黄 1.5, 荊芥 1.2, 山梔子 1.2, 芍薬 1.2, 川芎 1.2, 当帰 1.2, 薄荷 1.2, 防風 1.2, 麻黄 1.2, 連翹 1.2, 生姜 0.3, 滑石 3, 芒硝 0.7
15分類チャート	麻黄剤❶（急性期用・鎮痛） 承気湯類⓬（下剤） 温性駆瘀血剤⓫・駆瘀血剤❿ （血の溜まりを改善）
生薬での方向性	皮膚用（荊芥・連翹）・排膿作用（桔梗）
虚　実	実証向　（簡易版　1.0） 　　　　　精密版　5.0
寒　熱	❶強く冷やす（石膏）
気・血・水	❶気（山梔子）・血（川芎・大黄・当帰） 　水（白朮・石膏）
気逆・気うつ・ 気虚・血虚・ 瘀血・水毒	気逆（山梔子）
腹　診	小腹鞕満（当帰あり地黄なし）
六病位	少陽病 （❸承気湯をパス,　→白苔の舌（稀に黄苔） 　❺黄芩ほか）　　→中間の脈

漢方医レベル → 達人レベル →

体質改善目的の麻黄剤，生薬数 18 で最多

保険病名
腹部に皮下脂肪が多く，便秘がちなものの次の諸症：
高血圧の随伴症状（どうき，肩こり，のぼせ），肥満症，むくみ，便秘

こんな症状にも
脳卒中，アトピー性皮膚炎，風邪，生理痛，打撲，皮膚疾患

ルールからイメージできる典型的患者像
防風通聖散㉒は 18 種類という最多の構成生薬からなる漢方薬である．分類チャートで麻黄の存在から麻黄剤に分類される．大黄と芒硝があるので承気湯類にも分類される．そして大黄と当帰があるので駆瘀血剤であり，また当帰があって地黄がないので温性駆瘀血剤の範疇にも入る．生薬の方向性からは，荊芥と連翹の存在から皮膚疾患にも有効とイメージでき，桔梗の存在から排膿作用も期待できる．虚実スコアは簡易版では 1 点であるが，精密版では黄芩，石膏，芒硝，大黄，麻黄，当帰で 5 点となる．山梔子があるのでキレやすい状態（気逆）にも有効で，のぼせ，頭痛，耳鳴りなども処方選択のイメージになる．寒熱は石膏があるのでファーストステップでオートマチックに冷やす漢方となる．腹部は，虚実スコアが 5 点からお腹が強く張っているとイメージでき，かつ大黄があるので便秘傾向で，かつ古血の溜まりの改善（駆瘀血）作用があるので下腹部の圧痛（小腹鞕満）もあってよい．柴胡，黄連がないので肋骨弓下の圧痛（胸脇苦満）や心窩部の圧痛（心下痞鞕）は認めない．黄芩や石膏の存在から少陽病期とわかり舌は白苔，脈は中間となる．承気湯の性格もあるので舌は黄苔でもよい．がっちりタイプの肥満者のイメージで OK と思う．

原典
「宣明論（1172）」劉河間（1110～1200）

勿誤薬室方函口訣 抜粋・飛訳
防風通聖散の名前は清上防風湯の場所で登場する．

63 五積散 (ごしゃくさん)

3秒ルールでは	
生薬構成 16種類	蒼朮 3, 陳皮 2, 当帰 2, 半夏 2, 茯苓 2, 甘草 1, 桔梗 1, 枳実 1, 桂皮 1, 厚朴 1, 芍薬 1, 生姜 1, 川芎 1, 大棗 1, 白芷 1, 麻黄 1
15分類チャート	麻黄剤❶(急性期・鎮痛)・利水剤❾ 桂枝湯類⓭(漢方の基本)・温性駆瘀血剤 ⓫(血の溜まり)・気剤⓮(気のめぐり)
生薬での方向性	消化器用(陳皮)・排膿作用(桔梗)

漢方医レベル → 達人レベル

虚 実	実証向　(簡易版　0.0) 　　　　　精密版　0.5
寒 熱	❷温める(当帰・桂皮)
気・血・水	❶気(桂皮)・血(川芎・当帰) 　水(蒼朮・半夏)
気逆・気うつ・ 気虚・血虚・ 瘀血・水毒	気逆(桂皮)・気うつ(厚朴) 水毒(蒼朮・茯苓)
腹 診	小腹鞕満(当帰あり地黄なし)
六病位	少陽病 (❺陳皮ほか)━┳━白苔の舌 　　　　　　　　┗━中間の脈

冷えに有効，実は麻黄剤

保険病名

慢性に経過し，症状の激しくない次の諸症：
胃腸炎，腰痛，神経痛，関節痛，月経痛，頭痛，冷え症，更年期障害，感冒

こんな症状にも

クーラー病

ルールからイメージできる典型的患者像

分類チャートからはいろいろと分類される．何にでも効くイメージが浮かぶ．まず麻黄の存在から麻黄剤で，そして当帰があり地黄がないので温性駆瘀血剤となる．茯苓・蒼朮・半夏があり利水剤で，かつ厚朴の存在から気剤の範疇にも入り，そして桂枝湯㊺の構成要素をすべて含んでいる．虚実スコアは簡易版で0点，精密版で0.5点となり，麻黄剤ではあるが中肉中背向けでも使用できるイメージ．腹部は下腹部の圧痛（小腹鞕満）以外は特別な所見はない．陳皮ほかがあるので少陽病用．

原典

「蘇沈内翰良方」沈括（1031〜1095）と蘇軾（1037〜1101）【ツムラでは和剤局方】

勿誤薬室方函口訣　抜粋・飛訳

五積散は，「軒岐救正論」に気，血，飲，食，痰を五積とするという記載を元にしている．風邪のような症状（風寒）を和らげるほか，体の中を温めて血の巡りを快適にする意味もある．風邪様症状で体表に違和感があり，体の中には腹部に塊があって寒さで痛み（疝癩），腹痛を生じている者に効果がある．先人はこの処方を使用する目標は，冷えによって生じる腰痛（腰冷痛），腰や腹のひきつれ（腰腹攣急），上半身が熱く下半身が冷たい（上熱下寒），下腹部の痛み（小腹痛）の4つとしている．その他，いろいろな病に効果があることは，宋の時代以来，一般人も知っている薬だが侮ってはならない．

64 炙甘草湯 (しゃかんぞうとう)

3秒ルールでは

生薬構成 9種類	地黄 6, 麦門冬 6, 桂皮 3, 大棗 3, 人参 3, 麻子仁 3, 生姜 1, 炙甘草 3, 阿膠 2
15分類チャート	なし
生薬での方向性	呼吸器用（麦門冬）・下剤（麻子仁） 止血（阿膠）

漢方医レベル

虚 実	虚証向 （簡易版 −1.0） 　　　　（精密版 −1.5）
寒 熱	❷温める（桂皮・人参・地黄）
気・血・水	❶気（人参・桂皮・麦門冬）・血（地黄）
気逆・気うつ・ 気虚・血虚・ 瘀血・水毒	気逆（桂皮）

達人レベル

腹 診	なし
六病位	少陽病 （❺麦門冬）→ 白苔の舌 　　　　　　→ 中間の脈

昔の不整脈の薬が甲状腺機能亢進症に有効

保険病名

体力がおとろえて，疲れやすいものの動悸，息切れ

こんな症状にも

バセドウ病，高血圧，軽度心不全

ルールからイメージできる典型的患者像

分類チャートからは該当するものがない．人参は含んでいるが参耆剤でも四君子湯(75)類でもない．また地黄を含んでいるが四物湯(71)でも六味丸(87)類でもない．また桂枝湯(45)の構成生薬のうちの4つ，つまり桂皮，(炙）甘草，大棗，生姜を含むが芍薬がないので，桂枝湯(45)類にも含まれない．生薬の方向性からは，麦門冬があるので呼吸器疾患向けとわかり，麻子仁があるので便秘にも有効で，阿膠の存在から止血効果が期待できる．虚実スコアは簡易版で－1，精密版で－1.5 となる．寒熱のルールは桂皮と人参の存在から温める漢方薬とわかる．桂皮の存在から精神的にキレやすい状態（気逆）にも有効である．腹部に特別な所見はない．麦門冬の存在からこじれた状態（少陽病）となり，舌は白苔，脈は浅くも深くもなく触れる状態（中間）が典型的なイメージである．

ワンポイント・アドバイス

不整脈や呼吸促迫に対して用いた漢方薬である．桂枝湯(45)から敢えて芍薬を抜いていると考えると面白い．芍薬があると腹部により有効になるので，芍薬を抜くことで腹部ではなく，胸部や頭部に薬効が向かうとも理解できる．そこにサイエンスはない．ただの経験からの相関である．

原典

「傷寒論，金匱要略（3 世紀)」張仲景（150？～219)

勿誤薬室方函口訣　抜粋・飛訳

炙甘草湯は肺傷湯で登場する．動悸が主目的である．動悸以外にも気急促迫する患者にも効果がある．

65 帰脾湯（きひとう）

3秒ルールでは

生薬構成 12種類	黄耆3，酸棗仁3，人参3，白朮3， 茯苓3，遠志2，大棗2，当帰2， 甘草1，生姜1，木香1，竜眼肉3
15分類チャート	参耆剤❺（体力・気力をつける） 温性駆瘀血剤⓫（血の溜まりを改善） 利水剤❾（水のアンバランス改善）
生薬での方向性	気が鎮まる（遠志） 快眠作用（酸棗仁）

漢方医レベル

虚　実	虚証向　（簡易版−2.0） 　　　　（精密版−3.0）
寒　熱	❷温める（人参・当帰）
気・血・水	❶気（人参・酸棗仁・遠志）・血（当帰） 　水（白朮・黄耆）
気逆・気うつ・ 気虚・血虚・ 瘀血・水毒	気虚（人参＋黄耆） 瘀血（当帰あり地黄なし）

達人レベル

腹　診	小腹鞕満（当帰あり地黄なし）
六病位	太陰病 （❿当帰ほか）─▶舌は薄白〜特異所見なし 　　　　　　　└▶沈弱の脈

うつ病もどきに有効，加味帰脾湯より虚弱者向け

保険病名
虚弱体質で血色の悪い人の次の諸症：
貧血，不眠症

こんな症状にも
神経性胃炎，健忘症

ルールからイメージできる典型的患者像
分類チャートからは，人参と黄耆を含むので参耆剤とわかり，また当帰があって地黄がないので温性駆瘀血剤となり，茯苓と白朮から利水剤の性格も持つ．生薬の方向性は遠志に着目して気を鎮める作用が強く，酸棗仁があるので快眠作用もある．虚実スコアは簡易版で−2点，精密版で−3点である．相当の華奢な体格（虚証）向けとわかる．寒熱はセカンドステップから人参・当帰があるのでオートマチックに温める漢方とわかる．腹部所見は華奢であることを反映して軟弱な腹壁で，かつ温性駆瘀血剤から下腹部の圧痛（小腹鞕満）を認めてもいい．当帰があるので太陰病に分類される．よって，舌は薄い白色で，脈は沈んで細い．

ワンポイント・アドバイス
帰脾湯65に山梔子と柴胡が加わり，白朮を蒼朮に代えたものが加味帰脾湯137である．帰脾湯65の方が，加味帰脾湯137よりも虚弱向けである．白朮の方が蒼朮よりも滋養強壮作用があると思っている．また柴胡はあまりにも虚弱な人には向かない．

原典
「済生方（1253）」厳用和（1200?〜1267?）

勿誤薬室方函口訣　抜粋・飛訳
帰脾湯は，「明医雑著」に従って，遠志と当帰を加えて用いている．物忘れの他，思慮が過ぎて心高ぶっている者，あるいは吐血，鼻血，下血などを治す．この処方に柴胡と山梔子を加えることは「内科摘要」の処方である（＝加味帰脾湯）．

66 参蘇飲 (じんそいん)

	3秒ルールでは
生薬構成 12種類	半夏3, 茯苓3, 葛根2, 桔梗2, 前胡2, 陳皮2, 大棗1.5, 人参1.5, 甘草1, 枳実1, 蘇葉1, 生姜0.5
15分類チャート	利水剤❾（水のアンバランスを改善する） 気剤⓮（気をめぐらせる）
生薬での方向性	葛根（鎮痛） 排膿作用（桔梗） 消化器用（陳皮）
虚 実	虚証向　（簡易版−1.0） 　　　　精密版−1.0
寒 熱	❷温める（人参）
気・血・水	❶気（人参・蘇葉）・水（半夏）
気逆・気うつ・ 気虚・血虚・ 瘀血・水毒	気うつ（蘇葉）・水毒（半夏・茯苓）
腹 診	なし
六病位	少陽病 （❺陳皮ほか）─┬─▶白苔の舌 　　　　　　　　└─▶中間の脈

漢方医レベル / 達人レベル

虚弱な人の長引く風邪に

保険病名
感冒，せき

こんな症状にも
神経症，風邪の慢性期，長引く呼吸症状，うつ状態

ルールからイメージできる典型的患者像
分類チャートからは蘇葉があるので気剤とわかり，また茯苓と半夏があるので利水剤の性格も併せ持つ．生薬の方向性からは，桔梗があるので排膿作用，葛根があるので鎮痛作用があり，陳皮の存在から消化器疾患とわかる．虚実スコアは簡易版・精密版とも－1点で，虚弱者向けの漢方薬とイメージできる．そして寒熱のルールは人参の存在から温める漢方薬と推測できる．腹部は虚弱者向けの漢方であるから張りがないことが推測可能で，それ以外に特別な所見はない．敢えて言えば麻黄が飲めないヒントである心窩部の水分貯留音（心下振水音）を認めてもよい．六病位の分類は，陳皮に着目するとこじれた状態（少陽病期）になる．舌は白苔，脈は浅くも深くもなく触れる状態（中間）が代表的イメージとなる．

ワンポイント・アドバイス
参蘇飲㊻は，風邪の急性期に香蘇散㊷や桂枝湯㊺で初療したのち，長引いたときに使用するイメージである．そんなとき通常は柴胡桂枝湯⑩を使用するが，虚弱な場合は参蘇飲㊻の出番と思っている．蘇葉があるので気分の巡りもよくする．よって気分が晴れない時にも使用可能である．

原典
「和剤局方（1107）」陳師文ら

勿誤薬室方函口訣　抜粋・飛訳
参蘇飲は血の混じった咳嗽を主目的にする．瘀血衝心の患者にも用いる．

67 女神散 (にょしんさん)

3秒ルールでは	
生薬構成 12種類	香附子 3, 川芎 3, 蒼朮 3, 当帰 3, 黄芩 2, 桂皮 2, 人参 2, 檳榔子 2, 黄連 1, 甘草 1, 丁子 1, 木香 1
15分類チャート	瀉心湯類❸（気を鎮める・抗炎症） 温性駆瘀血剤⓫（血の溜まりを改善） 気剤⓮（気をめぐらせる）
生薬での方向性	なし
虚 実	虚証向　（簡易版　0.0） 　　　　　精密版 −0.5
寒 熱	❶強く冷やす（黄連）
気・血・水	❶気（人参・桂皮・黄連・香附子） 　血（川芎・当帰）・水（蒼朮）
気逆・気うつ・ 気虚・血虚・ 瘀血・水毒	気逆（桂皮・黄連） 気うつ（香附子） 瘀血（当帰あり地黄なし）
腹 診	小腹鞕満（当帰あり・地黄なし） 心下痞硬（黄連）
六病位	少陽病 （❺黄連ほか）─┬─▶白苔の舌（稀に黄苔） 　　　　　　　　└─▶中間の脈

漢方医レベル　　達人レベル

いつも同じ訴えに，気を鎮める瀉心湯

保険病名
のぼせとめまいのあるものの 次の諸症：
産前産後の神経症，月経不順，血の道症

こんな症状にも
めまい，月経不順攻撃性，イライラ，自律神経失調症，更年期障害

ルールからイメージできる典型的患者像
分類チャートからは黄連と黄芩があるので瀉心湯に分類される．また当帰があって地黄がないので温性駆瘀血剤となる．香附子の存在から気剤の範疇にも入る．生薬の方向性に該当する生薬はなく，虚実スコアは，簡易版で0点，精密版で−0.5となる．【例外】：実際のイメージはもう少しがっちりタイプ向けである．寒熱のルールは黄連があるので強く冷やす漢方薬とわかる．精神的にキレやすい状態（気逆）に有効な桂皮や黄連，ウツウツ気分（気うつ）に有効な香附子などがあり，気分に対応可能な漢方薬のイメージを持てる．腹部は当帰があって地黄がないことから下腹部の圧痛（小腹鞕満）と，黄連の存在から心窩部の圧痛（心下痞鞕）が処方選択のヒントになる．六病位は黄連に着目して少陽病になり，舌は白色，脈は浅くも深くもなく触れる状態（中間）とイメージできる．

ワンポイント・アドバイス
女神散㊾に虚証向けというイメージは少ない．ちょっとルールと実際にイメージが異なる例外である．

原典
「浅田家方」浅田宗伯（1815〜1894）

勿誤薬室方函口訣　抜粋・飛訳
女神散は，元々は安栄湯と称されて，軍隊での七気を治療する処方であった．我が一門では婦人の血証に用いて特効があるので今の名前にした．世の中にある実母散，婦王湯，清心湯など，皆同じ種類の薬である．

68 芍薬甘草湯 (しゃくやくかんぞうとう)

生薬からわかること	
生薬構成 2種類	甘草 6, 芍薬 6
分類	なし
生薬での方向性	なし
虚実	中間向 （簡易版 0.0） 　　　　精密版　0.0
寒熱	中間（該当なし）
気・血・水	❷気（甘草）・血（芍薬）
気逆・気うつ・気虚・血虚, 瘀血, 水毒	なし
腹診	腹直筋の攣急（芍薬 4g 以上＋甘草）
六病位	太陰病 （❾芍薬 5g 以上）→ 舌は薄白〜特異所見なし 　　　　　　　　　　→ 沈弱の脈

虚実〜気逆・気うつ…: 漢方医レベル
腹診・六病位: 達人レベル

筋肉の攣縮に，頓服用で

保険病名
急激におこる筋肉のけいれんを伴う疼痛，筋肉・関節痛，胃痛，腹痛

こんな症状にも
しゃっくり，高プロラクチン血症，月経前緊張症，腰痛，尿管結石，生理痛，こむらがえり

ルールからイメージできる典型的患者像
芍薬甘草湯❻は2種類の生薬からなる極めて簡単な構成の漢方薬．生薬数が少ない漢方薬は即効性が期待できるが，長期連用では耐性ができやすく，頓服的に用いる．分類チャートや生薬の方向性に該当するものはない．虚実スコアにも該当するものがなく，簡易版・精密版とも0点である．腹部所見は，芍薬と甘草を含み，芍薬が4g以上あるので，腹直筋の攣急（過度の緊張）が処方選択のヒントになる．また芍薬が5g以上は六病位のルールからは太陰病になる．舌は薄い白色，脈は深く触れて細いとわかる．

ワンポイント・アドバイス
気血水分類は，該当するものがないときに，ステップ2の生薬から考慮している．気血水はあまり深く拘泥する必要はない．他の書籍との整合性を敢えて合わせるための方便である．2剤の生薬からなる漢方薬は他には，大黃甘草湯❽と桔梗湯❿がある．歴史的に1剤の生薬で漢方名が与えられているものは，将軍湯（大黃），独参湯（人参）そして甘草湯である．

原典
「傷寒論（3世紀）」張仲景（150？～219）

勿誤薬室方函口訣　抜粋・飛訳
芍薬甘草湯は脚のひきつれを治すことが主目的である．しかし腹痛，脚の痛み，両下肢や膝が伸びない者，その他の急な痛みにも使用する．

69 茯苓飲（ぶくりょういん）

3秒ルールでは	
生薬構成 6種類	茯苓5, 蒼朮4, 陳皮3, 人参3, 枳実1.5, 生姜1
15分類チャート	利水剤❾（水のアンバランスを改善する）
生薬での方向性	消化器用（陳皮）
虚 実	虚証向　（簡易版－1.0） 　　　　　精密版－1.0
寒 熱	❷温める（人参）
気・血・水	❶気（人参）・水（蒼朮）
気逆・気うつ・ 気虚・血虚・ 瘀血・水毒	水毒（茯苓・蒼朮）
腹 診	なし
六病位	少陽病 （❺陳皮）→白苔の舌 　　　　　→中間の脈

漢方医レベル／達人レベル

胃の出口を改善するイメージ

保険病名

吐きけや胸やけがあり尿量が減少するものの次の諸症：
胃炎，胃アトニー，溜飲

こんな症状にも

逆流性食道炎，口臭症，胃の満腹感，胃癌手術後の幽門狭窄症

ルールからイメージできる典型的患者像

茯苓飲㊹は6つの構成生薬からなる漢方薬である．分類チャートからは茯苓と蒼朮があるので利水剤とわかる．生薬の方向性からは陳皮の存在で消化器用と推測可能である．虚実スコアは簡易版・精密版とも−1点でやや華奢なタイプ向けとわかる．そして，寒熱のルールからは人参の存在で温める生薬となる．腹部に特別な所見はない．陳皮の存在で六病位は少陽病とわかり，舌は白苔，脈は浅くも深くもなく触れる状態（中間）となる．

ワンポイント・アドバイス

水毒とは水のアンバランスと理解している．それを是正するのが利水剤である．その利水剤を3つに分けている．狭義の利水剤は尿量を増やして水のアンバランスを改善するもの，そして駆水剤は尿量の変化はあまりなく体内の水のアンバランスを改善するもの，そして鎮咳去痰剤も広い意味での利水剤に該当する．それをざっくりと知るために，ルール上は茯苓，朮，沢瀉，猪苓，半夏，防已の中で2つ以上を含むものを利水剤に分類している．

原典

「金匱要略（3世紀）」張仲景（150？〜219）

勿誤薬室方函口訣　抜粋・飛訳

茯苓飲は，後世のいわゆる，胃内停水（留飲）の主薬である．人参湯の適応症で，胸中に痰飲ある者に有効なことがある．原南陽はこの処方に呉茱萸と牡蛎を加えて，痛みを伴いながら吐く症状（癖飲）の主薬としている．

70 香蘇散 (こうそさん)

3秒ルールでは

生薬構成 5種類	香附子 4, 蘇葉 2, 陳皮 2, 甘草 1.5, 生姜 1
15分類チャート	気剤⑭ (気をめぐらせる)
生薬での方向性	消化器用 (陳皮)

漢方医レベル

虚 実	虚証向	(簡易版 0.0) 精密版 0.0
寒 熱	中間 (該当なし)	
気・血・水	❶気 (蘇葉・香附子)	
気逆・気うつ・気虚・血虚・瘀血・水毒	気うつ (香附子・蘇葉)	

達人レベル

腹 診	なし
六病位	太陽病 ❺陳皮をパス, → 舌の所見なし ❼香附子 → 浮弱の脈

気の巡りが悪いとき，魚のアレルギーにも

保険病名
胃腸虚弱で神経質の人の風邪の初期

こんな症状にも
蕁麻疹，心身症，中耳炎，胃炎，うつ症状，どんな病名にも

ルールからイメージできる典型的患者像
香蘇散⑳は5つの構成生薬からなる簡単な作りの漢方薬である．分類チャートからは香附子と蘇葉の存在から気剤と分類できる．また生薬の方向性からは陳皮があるので消化器にも有効と理解できる．虚実スコアは0点となる．中肉中背用で広く使用できるといったイメージである．腹部に特別な所見はない．また香附子の存在から太陽病となり，舌に特別な所見はなく，脈は表面からすぐに触れて弱い（浮弱）とイメージできる．

ワンポイント・アドバイス
香蘇散⑳は麻黄を含まないかぜ薬として使用頻度が高い．また，うつっぽい状態にも有効で，いろいろな疾患に幅広く使用している．プラセボ効果を期待して処方するときにも頻用している．桂皮，附子，当帰，人参，膠飴，乾姜，黄耆などの虚実スコアでマイナスとなる生薬は含んでいないが，虚弱者用のイメージである．

原典
「和剤局方（1107）」陳師文ら

勿誤薬室方函口訣　抜粋・飛訳
香蘇散は気剤のなかでも即効性がある．よって男女を問わず，気滞で胸部や心窩部がつかえ，黙々として食欲がなく，動作が鈍く，肋骨弓下が苦しく張って，大柴胡湯や小柴胡湯などを使用しても，症状がひどくなる者や，みぞおちが痛み，昼夜悶絶するように乱れ，建中湯や瀉心湯の類いの薬でも効果がないものに与えると，意外にも著効を示す．また蘇葉は食べ物によって生じる腹満（食積）を和らげる．食中毒や，魚による腹痛，喘息には紫蘇葉を多量にすると速効がある．

71 四物湯（しもつとう）

3秒ルールでは	
生薬構成 4種類	地黄 3，芍薬 3，川芎 3，当帰 3
15分類チャート	四物湯類❻（貧血様症状を補う）
生薬での方向性	なし
虚 実	虚証向　（簡易版−1.0） 精密版−1.0
寒 熱	❷中間（当帰・地黄）
気・血・水	❶血（地黄・川芎・当帰）
気逆・気うつ・気虚・血虚・瘀血・水毒	血虚（当帰＋芍薬＋川芎＋地黄）
腹 診	なし
六病位	太陰病 （❿当帰ほか）→舌は薄白〜特異所見なし →沈弱の脈

漢方医レベル → 達人レベル

当帰・芍薬・川芎・地黄で血虚に対する基本処方

保険病名
皮膚が枯燥し，色つやの悪い体質で胃腸障害のない人の次の諸症：産後あるいは流産後の疲労回復，月経不順，冷え症，しもやけ，しみ，血の道症

こんな症状にも
高血圧症，血栓性静脈炎，貧血症

ルールからイメージできる典型的患者像
四物湯71は当帰・芍薬・川芎・地黄という4つの生薬からなる基本的な漢方薬．分類チャートからは当然四物湯71類の範疇にはいる．生薬での方向性に該当するものはない．虚実スコアは当帰の存在から−1点となる．寒熱はセカンドステップより温める当帰と冷やす地黄があるので中間となる．六病位は当帰の存在から太陰病（闘病力が低下している状態）になり，舌は薄い白苔で，脈は深く触れて細いイメージになる．

ワンポイント・アドバイス
四物湯71含有漢方薬は10種で，温清飲57，芎帰膠艾湯77，荊芥連翹湯50，柴胡清肝湯80，七物降下湯46，十全大補湯48，疎経活血湯53，大防風湯97，猪苓湯合四物湯112，当帰飲子86が該当する．ちなみに温清飲57は四物湯71＋黄連解毒湯15で，温清飲57を含む漢方薬は荊芥連翹湯50と柴胡清肝湯80である．

原典
「和剤局方（1107）」陳師文ら

勿誤薬室方函口訣　抜粋・飛訳
四物湯は「局方」では，血の道をなめらかにする手段である．血虚は勿論，瘀血の塊，臍腹が鬱積して種々の害を為す者に使用する．それは例えば障子の開閉がきしむときに上下の溝に油を塗るようなものである．血液が巡るようになり便通がつく．一概に血虚を補うとするのは誤りである．

72 甘麦大棗湯 (かんばくたいそうとう)

3秒ルールでは	
生薬構成 3種類	大棗 6, 甘草 5, 小麦 20
15分類チャート	なし
生薬での方向性	なし
虚 実	中間向　（簡易版　0.0） 　　　　　精密版　0.0
寒 熱	中間（該当なし）
気・血・水	❷気（甘草）
気逆・気うつ・気虚・血虚・瘀血・水毒	なし
腹 診	なし
六病位	少陽病 (⓫)─┬─白苔の舌 　　　└─中間の脈

漢方医レベル → 達人レベル

ひきつけに効く，食物そのものの漢方薬

保険病名

夜泣き，ひきつけ

こんな症状にも

神経症，自律神経失調症，チック，パニック，うつ症状

ルールからイメージできる典型的患者像

甘麦大棗湯(72)は3つの生薬からなる漢方薬である．分類チャートや生薬の方向性，虚実スコア，寒熱スコアに該当する生薬はない．六病位はどこにも該当しないとこじれた状態（少陽病）用になる．よって舌は白苔，脈は浅くも深くもなく触れる状態（中間）となる．

ワンポイント・アドバイス

3つの構成生薬からなる漢方薬は甘麦大棗湯(72)の他は，小半夏加茯苓湯㉑，調胃承気湯(74)，三黄瀉心湯(113)，三物黄芩湯(121)，麻黄附子細辛湯(127)，そして茵陳蒿湯(135)である．構成生薬が少ないものは即効性が期待できると言われている．甘麦大棗湯(72)を構成する甘草，小麦，大棗はすべて食べ物で，なぜこれがそれほどまでにひきつけ発作のような状態に有効なのかは未だに不明である．薬効がないような生薬の組合せで，力を発揮する漢方薬を目の当たりにすると漢方の歴史の叡智を感じてしまう．漢方は経験を元にした足し算の知恵だと納得する時である．小建中湯(99)も同じように特別な生薬はなく，漢方的な魅力を感じる漢方薬．

原典

「金匱要略（3世紀）」張仲景（150？～219）

勿誤薬室方函口訣　抜粋・飛訳

甘麦大棗湯は婦人のヒステリー（臓躁）が主目的の薬であるが，概して右の脇の下や臍周囲に拘攣や腫瘤がある人に用いると効果がある．また子どもの夜泣きが止まないときに即効する．大人の癇癪にも有効である．左に拘攣する時を柴胡として，右に拘攣する時をこの処方とするというが，拘泥する必要はない．

73 柴陥湯 (さいかんとう)

3秒ルールでは	
生薬構成 9種類	柴胡 5, 半夏 5, 黄芩 3, 大棗 3, 人参 2, 黄連 1.5, 甘草 1.5, 生姜 1, 栝楼仁 3
15分類チャート	柴胡剤❷（亜急性期・慢性期用, 抗炎症・鎮静作用） 瀉心湯類❸（気を鎮める，抗炎症）
生薬での方向性	なし

漢方医レベル

虚 実	実証向　（簡易版　1.0） 　　　　　精密版　1.0
寒 熱	❶強く冷やす（黄連）
気・血・水	❶気（柴胡・人参・黄連）・水（半夏）
気逆・気うつ・ 気虚・血虚・ 瘀血・水毒	気逆（黄連）

達人レベル

腹 診	胸脇苦満（柴胡） 心下痞鞕（黄連）
六病位	少陽病 （❺柴胡ほか）─┬─▶白苔の舌（稀に黄苔） 　　　　　　　　└─▶中間の脈

こじれた肺病変に有効

保険病名
咳，咳による胸痛

こんな症状にも
肋間神経痛，気管支拡張症，膿胸

ルールからイメージできる典型的患者像
分類チャートから柴胡剤となる．また黄連と黄芩を含むので瀉心湯にも分類される．生薬の方向性に該当するものはない．黄連と黄芩を含むので虚実スコアは＋2点となり，がっちりタイプが典型的イメージになる．寒熱のルールは黄連により冷やす漢方薬となる．黄連があるのでキレやすい状態（気逆）にも有効である．虚実スコアが1点にて，腹部の緊張も良好で，柴胡があるので肋骨弓下の圧痛（胸脇苦満）がはっきりと認められ，また黄連があるので心窩部の圧痛（心下痞鞕）があることが典型的イメージである．六病位は柴胡・黄連に着目し少陽病になる．

ワンポイント・アドバイス
柴陥湯73は小陥胸湯（黄連・半夏・栝楼仁）と小柴胡湯9を合わせたものである．半夏は小柴胡湯9にも含まれているので，小柴胡湯9合小陥胸湯は小柴胡湯9加黄連栝楼仁と同じである．柴胡と黄連を含む漢方薬は荊芥連翹湯50，柴陥湯73，柴胡清肝湯80，竹茹温胆湯91である．

原典
原典不詳，日本で創作された処方．勿誤薬室方函口訣に記載あり．

勿誤薬室方函口訣　抜粋・飛訳
柴陥湯は，医者が誤って下剤で下した後に，体が衰弱して，病気の原因が心窩部に集まり，胸の中の熱が益々心窩部の水と結びついて悪さをしているものを治す．この症状が重い者は大陥胸湯の適応であるが，大抵はこの処方で対応可能である．ジフテリア（馬脾風）の初期には竹茹を加えて使用する．

74 調胃承気湯 (ちょういじょうきとう)

3秒ルールでは

生薬構成 3種類	大黄 2, 甘草 1, 芒硝 0.5
15分類チャート	承気湯類⑫（下剤，鎮静，血の溜まりを改善）
生薬での方向性	なし
虚 実	実証向 （簡易版　0.0） 　　　　精密版　2.0
寒 熱	❷冷やす（大黄）
気・血・水	❶血（大黄）
気逆・気うつ・ 気虚・血虚・ 瘀血・水毒	なし
腹 診	なし
六病位	陽明病 （❸大黄＋芒硝）→ 黄苔の舌 　　　　　　　　→ 沈実の脈

漢方医レベル → 達人レベル

大黄甘草湯+芒硝で頑固な便秘に効果有

保険病名
便秘

こんな症状にも
嘔吐,慢性胃腸炎

ルールからイメージできる典型的患者像
調胃承気湯❼は3つの構成生薬からなる漢方薬である.分類チャートからは大黄と芒硝があるので承気湯類となる.漢方薬の方向性を示す生薬は含まれていない.また虚実のルールは大黄と芒硝が精密版で該当するので2点となる.がっちりタイプのイメージが典型的所見である.寒熱のルールはファーストステップに該当する生薬はなくセカンドステップで大黄があるのでオートマチックに冷やす漢方薬とわかる.腹部所見はがっちりタイプのお腹で,かつ便秘傾向がある.六病位は承気湯類なので陽明病となり,舌は黄色,脈は深く触れて太い状態が典型的である.

ワンポイント・アドバイス
承気湯は大黄と芒硝を含むもので,調胃承気湯❼の他は,大黄牡丹皮湯㉝,大承気湯⓭,通導散⓯,桃核承気湯㉛,防風通聖散㉖が該当する.大黄甘草湯㉞に芒硝を加えたものが調胃承気湯❼である.

原典
「傷寒論(3世紀)」張仲景(150?〜219)

勿誤薬室方函口訣 抜粋・飛訳
調胃承気湯は承気湯のなかでは穏やかな処方である.消化器に作用し,消化機能を元気にする.大承気湯や小承気湯のように腹満や乾いた便を目標とはしない.ただ熱が胃にある者を治す.傷寒以外の疾病(雑病)に使用するのも,この意味である.

75 四君子湯 (しくんしとう)

3秒ルールでは	
生薬構成 6種類	蒼朮4, 人参4, 茯苓4, 甘草1, 生姜1, 大棗1
15分類チャート	四君子湯類❹（気力をつける） 利水剤❾（水のアンバランスを改善）
生薬での方向性	なし
虚 実	虚証向　（簡易版−1.0） 　　　　　精密版−1.0
寒 熱	❷温める（人参）
気・血・水	❶気（人参）・水（蒼朮）
気逆・気うつ・ 気虚・血虚・ 瘀血・水毒	気虚（四君子湯）・水毒（蒼朮・茯苓）
腹 診	なし
六病位	太陰病 （❿人参）─▶舌は薄白〜特異所見なし 　　　　　　─▶沈弱の脈

漢方医レベル／達人レベル

170

蒼朮・甘草・人参・茯苓で気虚の基本処方

保険病名
やせて顔色が悪くて，食欲がなく，つかれやすいものの次の諸症：胃腸虚弱，慢性胃炎，胃のもたれ，嘔吐，下痢

こんな症状にも
六君子湯㊸が飲めない人の諸症状に

ルールからイメージできる典型的患者像
四君子湯㊵は6つの生薬からなる漢方薬である．生姜と大棗は，昔は家庭に常備されていた調味料のようなもので，最初はあまり重点を置かなくてもよい．生姜と大棗には勿論薬効があるが，他の4つが特に大切である．蒼朮・茯苓・甘草・人参が四君子湯㊵の君薬と言われるものである．分類チャートからは，当然に四君子湯㊵類に入る．生薬の方向性に該当する生薬はない．虚実スコアは人参があるので−1点となる．寒熱のルールも人参があるので温める漢方薬となる．四君子湯㊵類は気合いが入らないような状態（気虚）に有効と言われる．人参があるので，六病位のルールからは太陰病となり舌は薄く白く，脈は深く触れて細いことが典型的イメージである．

ワンポイント・アドバイス
四君子湯㊵の君薬を含有する漢方薬は，加味帰脾湯㋭，啓脾湯㋨，柴苓湯㋪，十全大補湯㊻，六君子湯㊸．

原典
「和剤局方（1107）」陳師文ら

勿誤薬室方函口訣　抜粋・飛訳
四君子湯は，気虚を治す．よって消化機能が弱っている症状がある時に，この処方を加減して治療すべきである．気虚といっても，人参と附子と組み合わせる証とは相違がある．消化機能が弱って，胃の入り口が塞がり，飲食が進まず，胸焼けを発する（胸膈虚痞，痰嗽呑酸）．この処方と六君子湯はみな食欲不振が主目的である．

76 竜胆瀉肝湯 (りゅうたんしゃかんとう)

3秒ルールでは

生薬構成 9種類	地黄 5, 当帰 5, 木通 5, 黄芩 3, 車前子 3, 沢瀉 3, 甘草 1, 山梔子 1, 竜胆 1
15分類チャート	なし
生薬での方向性	泌尿器用（車前子）

漢方医レベル

虚 実	中間向　（簡易版　0.0） 　　　　　精密版　0.0
寒 熱	❷冷やす（当帰・地黄・黄芩）
気・血・水	❶気（山梔子）・血（地黄・当帰） 　水（沢瀉）
気逆・気うつ・ 気虚・血虚・ 瘀血・水毒	気逆（山梔子）

達人レベル

腹 診	なし
六病位	少陽病 （❺黄芩）─┬─▶白苔の舌（稀に黄苔） 　　　　　　└─▶中間の脈

実証向けの泌尿器疾患治療薬，陰部の湿疹にも有効

保険病名

比較的体力があり，下腹部筋肉が緊張する傾向があるものの次の諸症：
排尿痛，残尿感，尿の濁り，こしけ

こんな症状にも

耳鳴，目の充血，不眠

ルールからイメージできる典型的患者像

分類チャートに該当するものはなし．生薬の方向性からは車前子があるので泌尿器疾患向けとイメージできる．虚実スコアは簡易版・精密版とも実証向けの黄芩と，虚証向けの当帰があるので0点となる．寒熱のルールは当帰が温めるが，地黄と黄芩が冷やすので，ステップ2で冷やす漢方薬となる．山梔子があるので精神的にキレやすい状態（気逆）に有効なイメージが持てる．六病位は黄芩があるので少陽病となり，舌は白く，脈は浅くも深くもなく触れる状態（中間）が基本的イメージになる．

ワンポイント・アドバイス

竜胆瀉肝湯㊻は牛車腎気丸⓱や八味地黄丸❼の実証バージョンといったイメージである．虚実スコアは竜胆瀉肝湯㊻が0点，後者はともに−1.5点である．当帰と地黄があるので，四物湯㋑から芍薬と川芎を抜いたものと同じなので，四物湯㋑のイメージが残っていると考えてもよい．

原典

「薛氏十六種（1529）」薛己（1486〜1558）

勿誤薬室方函口訣　抜粋・飛訳

竜胆瀉肝湯は，肝経湿熱が主目標である．もし下部に流れこみ，梅毒や淋病を含めて陰部に湿疹を生じるものには著効する．また会陰部の膿瘍，鼠径リンパ節腫大（便毒），婦人の陰部の掻痒痛に使用する．

77 芎帰膠艾湯（きゅうききょうがいとう）

3秒ルールでは		
生薬構成 7種類	地黄 5, 芍薬 4, 当帰 4, 艾葉 3 甘草 3, 川芎 3, 阿膠 3,	
15分類チャート	四物湯類❻（気力をつける）	
生薬での方向性	止血（阿膠）	
漢方医レベル	虚　実	虚証向　（簡易版−1.0） 　　　　精密版−1.0
^	寒　熱	❷中間（当帰・地黄）
^	気・血・水	❶血（地黄・当帰・川芎）
^	気逆・気うつ・ 気虚・血虚・ 瘀血・水毒	血虚（当帰＋芍薬＋川芎＋地黄）
達人レベル	腹　診	なし
^	六病位	太陰病 （❿当帰ほか）→舌は薄白～特異所見なし 　　　　　　　→沈弱の脈

下半身の出血に使用

保険病名
痔出血

こんな症状にも
月経過多，止血，乾燥性の皮膚掻痒症，血尿，不正出血

ルールからイメージできる典型的患者像
芎帰膠艾湯㊆は四物湯㉛＋阿膠・艾葉・甘草である．よって分類チャートからは四物湯㉛類に分類される．生薬の方向性からは阿膠があるので止血作用を期待できるとわかる．虚実スコアは当帰があるので簡易版・精密版とも－１点となる．寒熱のルールは当帰が温め，地黄が冷やすので温める効果も冷やす効果もないことになる．しかし四物湯㉛にはやはり温めるイメージがあり，例外的に四物湯㉛があれば少々温める作用があると考えた方が整合性をとれるのかもしれない．当帰があるので六病位のルールからは太陰病となる．よって舌は薄い白で，脈は深く触れて細い．

ワンポイント・アドバイス
勿誤薬室方函口訣では，芎帰膠艾湯㊆は止血が主作用と言っている．阿膠があることからそんなイメージはもちやすい．そして四物湯㉛のイメージとして貧血で栄養失調の状態を思い描くと，患者の典型像は把握しやすい．

原典
「金匱要略（3世紀）」張仲景（150？～219）

勿誤薬室方函口訣　抜粋・飛訳
芎帰膠艾湯は止血の主薬である．よって不正性器出血（漏下）や切迫流産（胞阻）に使用する．『千金』『外台』には妊娠，妊娠中の失心（失仆），流産（傷産），また打撲，外傷，失血に使用する．『千金』の芎帰湯，『局方』の四物湯，どれもこの処方を祖とする．阿膠の滋養止血，艾葉の月経の調節，そして甘草の緩和などで，有効となる．

78 麻杏薏甘湯（まきょうよくかんとう）

3秒ルールでは	
生薬構成 4種類	薏苡仁 10, 麻黄 4, 杏仁 3, 甘草 2
15分類チャート	麻黄剤❶（急性期用・鎮痛）
生薬での方向性	抗炎症作用（薏苡仁）
虚 実	実証向（簡易版　1.0／精密版　2.0）
寒 熱	中間（該当なし）
気・血・水	❶水（薏苡仁・杏仁）
気逆・気うつ・気虚・血虚・瘀血・水毒	なし
腹 診	なし
六病位	少陽病（❺薏苡仁）→白苔の舌／→中間の脈

※漢方医レベル／達人レベル

176

麻杏甘石湯の石膏を薏苡仁に代えた薬

保険病名

関節痛，神経痛，筋肉痛

こんな症状にも

いぼ，脂漏性湿疹，ふけ，急性発熱性疾患，風邪，咳

ルールからイメージできる典型的患者像

麻杏薏甘湯(78)は麻黄，杏仁，薏苡仁，甘草からなり生薬の名前をそれぞれ与えられた漢方名の由来である．よって分類チャートからは麻黄剤に分類される．生薬の方向性からは薏苡仁があるので抗炎症作用とわかる．虚実スコアは麻黄があるので，簡易版では 1 点，精密版では 2 点になる．寒熱はファーストステップセカンドステップとも該当する生薬がなく，中間となる．腹部に特別な所見はない．六病位は薏苡仁があるので少陽病となる．よって舌は白く，脈は浅くも深くもなく触れる状態（中間）となる．

ワンポイント・アドバイス

麻杏薏甘湯(78)から薏苡仁を抜いて石膏を加えたものが麻杏甘石湯(55)である．麻杏薏甘湯(78)には冷やす作用が強い石膏がなく，一方で痛みを止める薏苡仁があると理解すると 2 つの違いを簡単に理解できる．薏苡仁は抗炎症作用があり皮膚病にも有効である．薏苡仁を含む漢方薬は，麻杏薏甘湯(78)の他には，薏苡仁湯(52)と桂枝茯苓丸加薏苡仁(125)がある．

原典

「金匱要略（3 世紀）」張仲景（150？～219）

勿誤薬室方函口訣　抜粋・飛訳

麻杏薏甘湯は，風湿が流れそそいで（風湿の流注）痛みが取れない者を治す．概してこの症状は，風湿が皮膚にあって関節には至っていない状態で，発熱身体疼痛する者に効く．この処方で強く発汗すべきである．より重い症状では「明医指掌」の薏苡仁湯が適応である．

79 平胃散 (へいいさん)

3秒ルールでは	
生薬構成 6種類	蒼朮 4, 厚朴 3, 陳皮 3, 大棗 2, 甘草 1, 生姜 0.5
15分類チャート	気剤⓮ (気をめぐらせる)
生薬での方向性	消化器用 (陳皮)

漢方医レベル

虚 実	中間向 (簡易版 0.0) 精密版 0.0
寒 熱	中間 (該当なし)
気・血・水	❶気 (厚朴)・水 (蒼朮)
気逆・気うつ・ 気虚・血虚・ 瘀血・水毒	気うつ (厚朴)

達人レベル

腹 診	なし
六病位	少陽病 (❺陳皮ほか)──▶白苔の舌 (稀に黄苔) 　　　　　　　　└─▶中間の脈

178

気も晴れる胃薬

保険病名

胃がもたれて消化不良の傾向のある次の諸症：
急・慢性胃カタル，胃アトニー，消化不良，食欲不振

こんな症状にも

食べ過ぎ，頭痛

ルールからイメージできる典型的患者像

平胃散(79)は 6 つの生薬から構成される漢方薬である．分類チャートからは厚朴があるので気剤の範疇に入る．生薬の方向性では陳皮があるので消化器用とわかる．虚実スコアは該当生薬がなく 0 点になり，寒熱のルールは，ファーストステップ，セカンドステップでも該当生薬がなく中間となる．腹部に特段の所見はなく，六病位は厚朴があるので少陽病に分類される．よって舌は白苔で，脈は浅くも深くもなく触れる状態（中間）になる．

ワンポイント・アドバイス

厚朴は 12 処方に含まれ，気分を明るくするほか，腹部膨満や腹痛に効く．陳皮は 24 処方に含まれており消化器症状に有効で，食欲を増す効果もある．
そして陳皮と厚朴を有する漢方薬は，平胃散(79)の他に 6 処方あり，胃苓湯(115)，五積散(63)，神秘湯(85)，通導散(105)，茯苓飲合半夏厚朴湯(116)である．平胃「散」(79)となっているが，実はツムラ保険適用漢方エキス剤はすべて煎じ薬をエキスにしたもので，正確には平胃散料のエキス剤である．「料」は散剤や丸剤を煎じ薬で処方する意味である．

原典

「簡要済衆方」周応（宋代）【ツムラでは和剤局方】

勿誤薬室方函口訣　抜粋・飛訳

後世家は平胃散を賞賛するが，顕著な効果はない．

80 柴胡清肝湯

	3秒ルールでは
生薬構成 15種類	柴胡2, 黄芩1.5, 黄柏1.5, 黄連1.5, 栝楼根1.5, 甘草1.5, 桔梗1.5, 牛蒡子1.5, 山梔子1.5, 地黄1.5, 芍薬1.5, 川芎1.5, 当帰1.5, 薄荷1.5, 連翹1.5
15分類チャート	柴胡剤❷(慢性期・抗炎症) 瀉心湯類❸(気を鎮める, 抗炎症) 四物湯類❻(貧血様症状を補う)
生薬での方向性	排膿作用(桔梗)・皮膚疾患用(連翹)

漢方医レベル

虚 実	実証向	(簡易版 1.0) 精密版 1.0
寒 熱	❶強く冷やす(黄連)	
気・血・水	❶気(柴胡・黄連・山梔子) 　血(地黄・川芎・当帰)	
気逆・気うつ・ 気虚・血虚・ 瘀血・水毒	気逆(山梔子・黄連) 血虚(当帰+芍薬+川芎+地黄)	

達人レベル

腹 診	胸脇苦満(柴胡) 心下痞鞕(黄連)
六病位	少陽病 (❺柴胡ほか)─┬─▶白苔の舌(稀に黄苔) 　　　　　　　　└─▶中間の脈

体質改善を目指して気長に使用

保険病名

かんの強い傾向のある小児の次の諸症：
神経症，慢性扁桃腺炎，湿疹

こんな症状にも

にきび，風邪，体質改善，アトピー，口内炎

ルールからイメージできる典型的患者像

柴胡清肝湯(80)は15種類の生薬から構成される漢方薬で，温清飲(57)(＝四物湯(71)＋黄連解毒湯⑮)を丸ごと含む．よって分類チャートからは四物湯(71)類と瀉心湯類の範疇に入る．また柴胡があるので柴胡剤にも分類される．生薬の方向性からは桔梗があるので排膿作用を，また連翹があるので皮膚疾患の改善作用が期待できる．虚実スコアは黄芩と黄連があり2点，当帰が－1点にて合計で1点となる．寒熱のルールは黄連があるのでファーストステップでオートマチックに冷やす漢方とわかる．山梔子や黄連はキレやすい状態（気逆）に有効に働く．腹部所見では柴胡があることから肋骨弓下の圧痛（胸脇苦満）が処方選択のヒントになる．柴胡剤は少陽病になるので，舌は白苔で，脈は浅くも深くもなく触れる状態（中間）となる．

ワンポイント・アドバイス

柴胡清肝湯(80)は温清飲(57)＋柴胡・栝楼根・甘草・桔梗・牛蒡子・薄荷・連翹である．薄荷はハッカで主成分はメントールである．薄荷を含む漢方薬は，加味逍遙散㉔，荊芥連翹湯㊿，柴胡清肝湯(80)，滋陰至宝湯(92)，清上防風湯(58)，川芎茶調散(124)，防風通聖散(62)である．

原典

「一貫堂創方」森道伯（1867～1931）

勿誤薬室方函口訣　抜粋・飛訳

柴胡清肝湯は口や舌の病に効果がある．清熱和血の薬である．

81 二陳湯(にちんとう)

3秒ルールでは

生薬構成 5種類	半夏5, 茯苓5, 陳皮4, 甘草1, 生姜1
15分類チャート	利水剤❾（水のアンバランスを改善する）
生薬での方向性	消化器用（陳皮）
虚 実	中間向　（簡易版　0.0） 　　　　　精密版　0.0
寒 熱	中間（該当なし）
気・血・水	❶水（半夏）
気逆・気うつ・ 気虚・血虚・ 瘀血・水毒	水毒（茯苓・半夏）
腹 診	なし
六病位	少陽病 （❺陳皮）─┬─▶白苔の舌 　　　　　　└─▶中間の脈

←漢方医レベル→

←達人レベル→

古い方が貴重といわれた陳皮・半夏を含有

保険病名
悪心，嘔吐

こんな症状にも
めまい，動悸，不眠

ルールからイメージできる典型的患者像
二陳湯㊱は5つの生薬からなる漢方薬である．分類チャートからは茯苓と半夏があるので利水剤の範疇に入る．陳皮があるので消化器用とも理解できる．虚実スコアと寒熱のルールにはあてはまる生薬がないので，それぞれ0点と中間になる．よって幅広く使用可能とわかる．六病位では陳皮に着目して少陽病となり，舌は白苔，脈は浅くも深くもなく触れる状態（中間）が典型的なイメージである．

ワンポイント・アドバイス
二陳湯㊱の「二陳」とは半夏と陳皮のことで，この2つは古い方が良品であったからこの名前がついたとされている．陳皮と半夏は利水剤と言われている．広義の利水剤は，狭義の利水剤，駆水剤，鎮咳去痰剤と大雑把に分類している．狭義の利水剤は尿量を増やして水のアンバランスを治す．半夏と陳皮は駆水剤に分類され，尿量の増量とは無関係に体内の水分のアンバランスを治す．茯苓は狭義の利水剤の生薬である．このように考えると水毒も理解しやすい．あくまでもルール上のもので，例外も多々あるが，まず漢方の基本的なイメージを作り上げるには，相関の叡智をまとめたルールで考えてみればわかりやすいと思っている．

原典
「和剤局方（1107）」陳師文ら

勿誤薬室方函口訣　抜粋・飛訳
記載なし

82 桂枝人参湯（けいしにんじんとう）

3秒ルールでは

生薬構成 5種類	桂皮 4, 甘草 3, 蒼朮 3, 人参 3, 乾姜 2
15分類チャート	なし
生薬での方向性	なし

漢方医レベル

虚 実	虚証向（簡易版－1.0）精密版－2.5
寒 熱	❶強く温める（乾姜）
気・血・水	❶気（桂皮・人参）・水（蒼朮・乾姜）
気逆・気うつ・気虚・血虚・瘀血・水毒	気逆（桂皮）

達人レベル

腹 診	心下振水音
六病位	太陰病（❿人参ほか）→舌は薄白〜特異所見なし／沈弱の脈

人参湯＋桂皮，気逆にも有効

保険病名
胃腸の弱い人の次の諸症：
頭痛，動悸，慢性胃腸炎，胃アトニー

こんな症状にも
ひきつけ，体質改善，冷え症，下痢，風邪

ルールからイメージできる典型的患者像
桂枝人参湯❽は人参湯❽（乾姜・甘草・蒼朮・人参）に桂皮を加えたものである．分類チャートと生薬の方向性に該当する生薬はない．虚実スコアは簡易版では人参があるので−1点，精密版では桂皮が−0.5点，そして人参と乾姜がそれぞれ−1点にて合計で−2.5点となる．虚弱者向けの漢方薬と理解できる．虚弱者は麻黄が飲めないので，そのヒントとして腹部診察で心窩部の水分貯留音（心下振水音）を認めることがある．寒熱のルールからは乾姜に着目しファーストステップでオートマチックに強く温める漢方薬となる．また腹壁は虚弱者にて概してへにゃへにゃである．人参や乾姜があるので，太陰病になる．よって舌は薄い白苔，そして脈は深く触れて細いことが典型イメージである．人参湯❽を含有するので心下振水音が処方のヒントになる．

ワンポイント・アドバイス
六病位のルールで太陰病は最後に決まる．当帰，人参，地黄，乾姜，呉茱萸，酸棗仁，黄耆，膠飴があれば該当するが，その段階に至るまでに，少陽病を決定する生薬（柴胡，黄連，黄芩，石膏，猪苓，釣藤鈎，黄柏，薏苡仁，牡蛎，桔梗，厚朴，麦門冬，陳皮），そして太陽病を決定する生薬（麻黄，香附子，葛根）を含んでいないことが必要である．

原典
「傷寒論（3世紀）」張仲景（150？〜219）

勿誤薬室方函口訣　抜粋・飛訳
桂枝人参湯は，体表に熱があり裏に寒があって下痢をすること（協熱利）を治す．下痢を治すのは理中丸に似ているが，心下痞があって表証を帯びるので，金匱の人参湯に桂枝を加えている．

83 抑肝散加陳皮半夏

	3秒ルールでは
生薬構成 9種類	半夏 5, 蒼朮 4, 茯苓 4, 川芎 3, 釣藤鈎 3, 陳皮 3, 当帰 3, 柴胡 2, 甘草 1.5
15分類チャート	柴胡剤❷（慢性期） 利水剤❾（水のアンバランス） 温性駆瘀血剤⓫（血の溜まりを改善）
生薬での方向性	消化器用（陳皮）・気を鎮める（釣藤鈎）
虚 実	虚証向　（簡易版－1.0） 　　　　　精密版－1.0
寒 熱	❷温める（当帰）
気・血・水	❶気（柴胡・釣藤鈎）・血（川芎・当帰） 　水（蒼朮・半夏）
気逆・気うつ・ 気虚・血虚・ 瘀血・水毒	気逆（釣藤鈎） 水毒（茯苓・蒼朮・半夏）
腹 診	小腹鞕満（当帰あり地黄なし） 胸脇苦満（柴胡） 大動脈拍動の触知
六病位	少陽病 （❺柴胡ほか）─┬─▶白苔の舌 　　　　　　　　└─▶中間の脈

陳皮と半夏で抑肝散の虚証用

保険病名

虚弱な体質で神経がたかぶるものの次の諸症：
神経症，不眠症，小児夜なき，小児疳症

こんな症状にも

認知症，統合失調症，眼瞼けいれん，境界性パーソナリティ障害，歯ぎしり

ルールからイメージできる典型的患者像

抑肝散加陳皮半夏(83)は抑肝散(54)に陳皮と半夏を加えた漢方薬である．分類チャートからは柴胡があるので柴胡剤の範疇に，また当帰があって地黄がないので温性駆瘀血剤の範疇にも入る．虚実スコアは当帰の存在で－1点になる．寒熱のルールもセカンドステップにてオートマチックに当帰の存在で温める漢方薬になる．生薬の方向性からは陳皮があるので消化器症状向け，そして釣藤鈎があるので気を鎮める作用がある．つまり釣藤鈎はキレやすい状態（気逆）に有効である．腹部は抑肝散(54)では大動脈の拍動が触れやすく，また柴胡剤にて肋骨弓下の圧痛（胸脇苦満）と，温性駆瘀血剤にて下腹部の圧痛（小腹鞕満）を認めることが処方選択の参考になる．六病位のルールでは柴胡に注目し少陽病期になる．よって舌は白苔，脈は浅くも深くもなく触れる状態（中間）となる．

ワンポイント・アドバイス

陳皮と半夏の存在はある時は不可解になる．抑肝散(54)に陳皮と半夏を加える抑肝散加陳皮半夏(83)になると虚証に傾き，一方で四君子湯(75)に陳皮と半夏を加えて六君子湯(43)にすると，やや実証向けとなる．他の生薬との相性としか今の僕には説明できない．

原典 原典不詳．日本で創作された処方

勿誤薬室方函口訣　抜粋・飛訳

記載なし

84 大黄甘草湯 (だいおうかんぞうとう)

3秒ルールでは

生薬構成 2種類	大黄4, 甘草2
15分類チャート	大黄剤⓬ (下剤, 鎮静, 血の溜まりを改善)
生薬での方向性	なし
虚 実	実証向　（簡易版　0.0） 　　　　　　精密版　1.0
寒 熱	❷冷やす（大黄）
気・血・水	❶血（大黄）
気逆・気うつ・ 気虚・血虚・ 瘀血・水毒	なし
腹 診	なし
六病位	太陰病 （❽大黄甘草湯）──►舌は薄白〜特異所見なし 　　　　　　　　　└►沈弱の脈

漢方医レベル → 達人レベル

効き目の早い下剤で頓服用

保険病名
便秘症

こんな症状にも
嘔吐

ルールからイメージできる典型的患者像
大黄と甘草の2種類の生薬からなる漢方薬である．分類チャートからは大黄があるので大黄剤の範疇に入る．生薬の方向性には該当するものがない．虚実スコアは簡易版では該当なし，精密版では大黄があるので＋1点となる．寒熱はファーストステップに該当するものはなく，セカンドステップで大黄があるので，オートマチックに冷やす漢方薬となる．六病位のルールでは大黄甘草湯❽❹は太陰病にしている．

ワンポイント・アドバイス
生薬構成数が少ない漢方薬は，効き目は速いが耐性ができやすい．よって連用すると効かなくなるので，頓服的に使用することが肝要である．大黄単独の漢方薬は例外的に将軍湯という名称が与えられているが，将軍湯に甘草を加えたものが，大黄甘草湯❽❹ということになる．甘草によって大黄の作用をマイルドにしたとでも思えばわかりやすい．大黄甘草湯❽❹に芒硝を加えたものは調胃承気湯❼❹である．

原典
「金匱要略（3世紀）」張仲景（150？〜219）

勿誤薬室方函口訣　抜粋・飛訳
大黄甘草湯はいわゆる南の風（南薫）を求めようとすれば，北の窓（北牖）を開くというたとえに通じる．胃の塞ぎを大便を導くことで取り去り，嘔吐を納める．妊娠悪阻，大便が出ないものにも効果がある．同じ理屈である．虚証でも大便が乾燥し硬くなっている患者にこの処方を使用する．これは正しくはないがやむなき方法（権道）である．柱に膠すべからず（＝拘泥すべきではない）．

85 神秘湯 (しんぴとう)

3秒ルールでは

生薬構成 7種類	麻黄 5, 杏仁 4, 厚朴 3, 陳皮 2.5, 甘草 2, 柴胡 2, 蘇葉 1.5
15分類チャート	麻黄剤❶（急性期用，鎮痛） 柴胡剤❷（慢性期用，抗炎症） 気剤⓮（気をめぐらす）
生薬での方向性	消化器用（陳皮）
漢方医レベル → 虚 実	実証向　（簡易版　1.0） 　　　　　精密版　2.0
寒 熱	中間（該当なし）
気・血・水	❶気（厚朴・蘇葉・柴胡） 　水（杏仁）
気逆・気うつ・ 気虚・血虚・ 瘀血・水毒	気うつ（厚朴・蘇葉）
達人レベル → 腹 診	胸脇苦満（柴胡）
六病位	少陽病 （❺柴胡ほか）─┬─▶白苔の舌 　　　　　　　　└─▶中間の脈

190

急性期から亜急性期まで幅広く使用

保険病名
小児ぜんそく，気管支ぜんそく，気管支炎

こんな症状にも
風邪の初期から長引いている風邪まで，長引く微熱，長引く関節痛

ルールからイメージできる典型的患者像
分類チャートからは，麻黄があるので麻黄剤，柴胡があるので柴胡剤，そして蘇葉と厚朴があるので気剤の範疇に入るのが神秘湯㊗である．生薬の方向性からは陳皮があるので消化器用と理解できる．虚実スコアは麻黄があるので，簡易版では1点，精密版では麻黄を2点とカウントするので2点となる．寒熱のルールにはファーストステップ，セカンドステップとも該当する生薬がないので中間であるとわかる．腹部は実証向け漢方薬であるので緊張していることが想像でき，また柴胡があるので肋骨弓下の圧痛（胸脇苦満）が処方選択のヒントになる．柴胡に着目しこじれた状態（少陽病）用である．よって舌は白く，脈は浅くも深くもなく触れる状態（中間）となる．

ワンポイント・アドバイス
麻黄剤で柴胡剤は，保険適用漢方エキス剤では神秘湯㊗だけである．これが神秘湯㊗の特徴である．柴胡があれば少陽病期，そして麻黄があれば通常は太陽病期になるが，柴胡と麻黄が併存するときは，六病位では柴胡が優先されて少陽病期の性格を強く帯びることになる．

原典
「外台秘要（752）」王燾（670〜755）【ツムラでは浅田家方】

勿誤薬室方函口訣 抜粋・飛訳
神秘湯は，いろいろな本に同名異方が載っているが，それぞれ数種の生薬の加減がある．わが一門では厚朴を加えて使用しており，この処方が一番有効である．

86 当帰飲子(とうきいんし)

3秒ルールでは	
生薬構成 10種類	当帰 5, 地黄 4, 蒺藜子 3, 芍薬 3, 川芎 3, 防風 3, 何首烏 2, 黄耆 1.5, 荊芥 1.5, 甘草 1
15分類チャート	四物湯類❻(貧血様症状を補う)
生薬での方向性	皮膚科用(荊芥)
虚 実	虚証向 (簡易版-1.0) 精密版-2.0
寒 熱	❷中間(当帰・地黄)
気・血・水	❶血(地黄・当帰・川芎)・水(黄耆)
気逆・気うつ・気虚・血虚・瘀血・水毒	血虚(当帰+芍薬+川芎+地黄)
腹 診	なし
六病位	太陰病 (❿当帰ほか) → 舌は薄白~特異所見なし → 沈弱の脈

漢方医レベル / 達人レベル

四物湯含有でカサカサな皮膚に著効

保険病名
冷え症のものの次の諸症：
慢性湿疹（分泌物の少ないもの），かゆみ

こんな症状にも
落屑，老人性掻痒症，透析時の痒み

ルールからイメージできる典型的患者像
当帰飲子86は四物湯71＋蒺藜子・防風・何首烏・黄耆・荊芥・甘草である．よって分類チャートからは当然に四物湯71類の範疇に入る．生薬の方向性からは荊芥があるので皮膚疾患向けとなる．虚実スコアは簡易版では当帰があるので−1点，精密版では黄耆も加算され−2点になる．華奢な人向けの漢方薬とわかる．寒熱のルールからはセカンドステップで当帰が温め，地黄が冷ますので，中間となる．四物湯71があれば，六病位では太陰病に分類される．よって舌は薄い白苔，脈は深く触れて細い状態が典型的所見と理解できる．

ワンポイント・アドバイス
四物湯71は貧血様の状態（血虚）に使用する漢方の基本処方である．よって，当帰飲子86の代表的イメージにも血虚のイメージを重ねた方が的確である．何首烏は当帰飲子86にのみ含まれている生薬でたぶんとても大切なものなのであろう．一方でそれほど大切で貴重な生薬がなぜ当帰飲子86にのみしか使用されていないのかが妙に気になるのである．

原典
「済生方（1253）」厳用和（1200〜1267）

勿誤薬室方函口訣　抜粋・飛訳
当帰飲子は，老人の血燥より生じる湿疹に有効である．もし血熱あれば温清飲が適している．またこの処方で効果がないものは，四物湯に荊芥と浮萍を加えて効果がある．

87 六味丸（ろくみがん）

3秒ルールでは	
生薬構成 6種類	地黄 5，山茱萸 3，山薬 3， 沢瀉 3，茯苓 3，牡丹皮 3
15分類チャート	六味丸類❼（初老期の訴え） 利水剤❾（水のアンバランスを改善）
生薬での方向性	なし

漢方医レベル

虚 実	中間向　（簡易版　0.0） 　　　　　精密版　0.0
寒 熱	❷冷やす（地黄）
気・血・水	❶血（地黄・牡丹皮）・水（沢瀉）
気逆・気うつ・ 気虚・血虚・ 瘀血・水毒	水毒（茯苓・沢瀉）

達人レベル

腹 診	小腹不仁（地黄・山茱萸・牡丹皮）
六病位	太陰病 （❿地黄）→舌は薄白～特異所見なし 　　　　　→沈弱の脈

> 八味地黄丸の附子なし版だから子供にも OK

保険病名

疲れやすくて尿量減少または多尿で,時に口渇があるものの次の諸症:
排尿困難,頻尿,むくみ,かゆみ

こんな症状にも

小児の体質改善,夜尿症,寝汗,無月経,眼精疲労

ルールからイメージできる典型的患者像

六味丸87は6つの生薬からなる漢方薬である.分類チャートからは,地黄と山茱萸,牡丹皮があるので六味丸87類そのものとなる.また沢瀉と茯苓があるので利水剤の範疇にも入る.生薬の方向性には該当する生薬はない.虚実スコアにも該当するものはないので中肉中背がメインターゲットとわかる.寒熱のルールからはファーストステップに該当がなく,セカンドステップで地黄があるので冷やす漢方薬となる.腹診で,下腹部の緊張の低下(小腹不仁)が六味丸87類の処方選択のヒントになる.地黄があるので,太陰病に分類される.よって舌は薄い白苔で,脈は深く触れて細い所見が典型的なものである.

ワンポイント・アドバイス

六味丸87の使用頻度はまれであるが,六味丸87に桂皮と附子を加えた八味地黄丸7,そして八味地黄丸7に牛膝と車前子を加えた牛車腎気丸107は初老期の訴え(腎虚)のファーストチョイスになる.一方で六味丸87は附子を含まないので,子供にも気軽に使用できる.なぜ六味地黄丸としなかったか,疑問である.つまらないことが妙に気になる.

原典

「小児薬証直訣(1107)」銭乙(1035〜1117)

勿誤薬室方函口訣 抜粋・飛訳

記載なし

88 二朮湯（にじゅつとう）

	3秒ルールでは
生薬構成 12種類	半夏 4,　　　蒼朮 3,　　　威霊仙 2.5, 黄芩 2.5,　　香附子 2.5,　陳皮 2.5, 白朮 2.5,　　茯苓 2.5,　　甘草 1, 生姜 1,　　　天南星 2.5,　和羌活 2.5,
15分類チャート	気剤⑭（気をめぐらせる） 利水剤⑨（水のアンバランスを改善）
生薬での方向性	消化器用（陳皮）
虚 実	実証向　（簡易版　1.0） 　　　　　精密版　1.0
寒 熱	❷冷やす（黄芩）
気・血・水	❶気（香附子） 　　水（蒼朮・半夏・白朮）
気逆・気うつ・ 気虚・血虚・ 瘀血・水毒	気うつ（香附子）・水毒（蒼朮・茯苓）
腹 診	なし
六病位	少陽病 （❺黄芩ほか）─┬─▶白苔の舌 　　　　　　　　└─▶中間の脈

漢方医レベル／達人レベル

なぜか保険病名は五十肩のみ

保険病名
五十肩

こんな症状にも
頸肩腕症候群，上肢の疼痛

ルールからイメージできる典型的患者像
二朮湯❽は 12 の生薬からなる漢方薬であるが，蒼朮と白朮を含むことが名前の由来である．分類チャートからは香附子があるので気剤の範疇に入り，また茯苓，蒼朮，白朮，半夏があるので利水剤でもある．生薬の方向性からは陳皮があるので消化器疾患にも有効とわかる．虚実スコアは黄芩があるので簡易版，精密版とも 1 点となる．寒熱のルールも黄芩があるのでセカンドステップで冷やす漢方薬に分類される．黄芩に着目すると少陽病となり，六病位のルールで少陽病の上流にあるのは，真武湯❸と麻黄附子細辛湯❿が太陰病で，白虎加人参湯❹と茵蔯蒿湯❺，そして承気湯類（大黄＋芒硝）が陽明病である．上記に該当しないで少陽病のヒントとなる生薬（❺柴胡，黄連，黄芩，石膏，猪苓，釣藤鈎，黄柏，薏苡仁，牡蛎，桔梗，厚朴，麦門冬，陳皮）があれば，少陽病とわかる．舌は白苔で，脈は浅くも深くもなく触れる状態（中間）とわかる．

ワンポイント・アドバイス
蒼朮と白朮をともに含む漢方薬は二朮湯❽の他は，胃苓湯⓯のみである．蒼朮は利水効果が強く，白朮は利水効果とともに滋養強壮効果があると理解している．この 2 つは傷寒論の時代には区別されていない．5 世紀頃から区別されていたとされているが，蒼朮と白朮の原植物に関しては混乱が続いていた．現在では白朮はオオバナオケラ，蒼朮はホソバオケラとされている．

原典
「万病回春（1587）」龔廷賢（1522〜1619）

勿誤薬室方函口訣 抜粋・飛訳
記載なし

89 治打撲一方 (ぢだぼくいっぽう)

3秒ルールでは

生薬構成 7種類	桂皮 3, 川芎 3, 川骨 3, 甘草 1.5, 大黄 1, 丁子 1, 樸樕 3
15分類チャート	大黄剤⑫ (下剤, 鎮静, 血の溜まりを改善)
生薬での方向性	なし

漢方医レベル →

虚 実	実証向 （簡易版 0.0） 精密版 0.5
寒 熱	❷中間（桂皮・大黄）
気・血・水	❶気（桂皮）・血（川芎・大黄）
気逆・気うつ・気虚・血虚・瘀血・水毒	気逆（桂皮）・瘀血（川芎・大黄）

達人レベル →

腹 診	小腹鞭満（川骨＋大黄）
六病位	少陽病 （❹）川骨・大黄 ─→ 白苔の舌 　　　　　　　　└→ 中間の脈

198

打撲に有効，川骨と大黄で駆瘀血作用だ

保険病名

打撲によるはれ及び痛み

こんな症状にも

ねんざ，骨折，挫傷，挫創

ルールからイメージできる典型的患者像

治打撲一方(89)は 7 つの生薬からなる．分類チャートからは大黄があるので大黄剤の範疇に入る．生薬の方向性で該当するものはない．虚実スコアは簡易版では該当なく 0 点，精密版では大黄で 1 点，桂皮で −0.5 点であるから，合計で 0.5 点となる．中間からややがっちり向けとわかる．寒熱のルールも桂皮と大黄があるので中間となる．腹診所見では川骨を駆瘀血効果をもつ生薬と考えれば下腹部の圧痛（小腹鞕満）を考慮してもいい．しかし，川骨を含む漢方薬は治打撲一方(89)のみであるから，無理に覚える必要もない．六病位のルールは，大黄と川骨があることがから古血の溜まりの改善（駆瘀血）剤と分類して少陽病にしている．

ワンポイント・アドバイス

川骨は治打撲一方(89)のみに含まれているので，これを駆瘀血効果がある生薬と考えないという立場もある．その時は，治打撲一方(89)のみを例外的に覚えればそれでいい．有効症状が瘀血と思われるものがほとんどにて，駆瘀血剤として覚えてしまっても処方選択の役に立つ．

原典

「香川修庵経験方」香川修庵（1683〜1755）

勿誤薬室方函口訣　抜粋・飛訳

治打撲一方は打撲や，筋肉や骨の疼痛を治す．萍蓬，別名川骨は瘀血を和らげる．樸樕は疼痛を除く．よってこの 2 つが主薬である．わが国の血分の薬の多くが川骨を主とする．ある程度長引いている状態の時は，附子を加える．

90 清肺湯 (せいはいとう)

3秒ルールでは	
生薬構成 16種類	当帰 3, 麦門冬 3, 茯苓 3, 黄芩 2, 桔梗 2, 杏仁 2, 山梔子 2, 桑白皮 2, 大棗 2, 陳皮 2, 天門冬 2, 貝母 2, 甘草 1, 五味子 1, 生姜 1, 竹筎 2
15分類チャート	温性駆瘀血剤⓫ (血の溜まりを改善)
生薬での方向性	呼吸器用 (麦門冬・五味子) 消化器用 (陳皮)・排膿作用 (桔梗)

漢方医レベル

虚　実	中間向　(簡易版　0.0) 　　　　　精密版　0.0
寒　熱	❷中間 (当帰・黄芩)
気・血・水	❶気 (麦門冬・山梔子)・血 (当帰) 　水 (杏仁・五味子)
気逆・気うつ・ 気虚・血虚・ 瘀血・水毒	気逆 (桂皮・山梔子) 瘀血 (当帰あり地黄なし)

達人レベル

腹　診	小腹鞭満 (当帰あり地黄なし)
六病位	少陽病 (❺麦門冬ほか)　→白苔の舌 (稀に黄苔) 　　　　　　　　　→中間の脈

字のごとく肺を綺麗にする．実は駆瘀血効果も

保険病名
痰の多く出る咳

こんな症状にも
去痰，のぼせ，いらいら，口渇，喘息，慢性気管支炎

ルールからイメージできる典型的患者像
清肺湯㉚は 16 の生薬から構成される漢方薬である．分類チャートからは当帰があって地黄がないので温性駆瘀血剤の範疇に入る．生薬の方向性からは，麦門冬と五味子があるので呼吸器疾患用，陳皮があるので消化器疾患用，そして桔梗があるので排膿作用があるとわかる．虚実スコアでは，当帰が－1 点で，黄芩が 1 点にて合計で 0 点となる．よって，中肉中背がメインターゲットとわかる．寒熱のルールも当帰と黄芩が，それぞれ温める生薬と冷やす生薬にて中間と判明する．桂皮と山梔子があるのでキレやすい状態（気逆）に有効とわかる．腹部の所見は，皮膚や皮下組織の緊張は中等度で，当帰があって地黄がないので下腹部の圧痛（小腹硬満）が処方選択のヒントにもなる．六病位のルールは，黄芩や麦門冬，陳皮，桔梗のどれでも少陽病と判明する．

ワンポイント・アドバイス
本書の六病位のルールで，真武湯㉚と麻黄附子細辛湯⑫はまず少陰病に，白虎加人参湯㉞と茵蔯蒿湯⑯，承気湯類は陽明病に分類され，それらに該当せず，柴胡，黄連，黄芩，石膏，猪苓，釣藤鈎，黄柏，薏苡仁，牡蛎，桔梗，厚朴，麦門冬，陳皮があれば少陽病です．凄いですね．

原典
「万病回春（1587）」龔廷賢（1522〜1619）

勿誤薬室方函口訣　抜粋・飛訳
清肺湯は，痰と咳嗽の薬であるが，陰証で深部に熱があることを冷ます処方（虚火の方）に属する．

91 竹筎温胆湯（ちくじょうんたんとう）

3秒ルールでは	
生薬構成 13種類	半夏5, 柴胡3, 麦門冬3, 茯苓3, 桔梗2, 枳実2, 香附子2, 陳皮2, 黄連1, 甘草1, 生姜1, 人参1, 竹筎3
15分類チャート	柴胡剤❷（慢性期用・抗炎症） 利水剤❾（水のアンバランスを改善） 気剤⓮（気をめぐらせる）
生薬での方向性	呼吸器用（麦門冬）・消化器用（陳皮） 排膿作用（桔梗）
虚実	中間向　（簡易版　0.0） 　　　　　精密版　0.0
寒熱	❶強く冷やす（黄連）
気・血・水	❷気（人参・柴胡・麦門冬・香附子・黄連）・水（陳皮・半夏・桔梗）
気逆・気うつ・ 気虚・血虚・ 瘀血・水毒	気逆（黄連・麦門冬＋半夏） 気うつ（香附子）・水毒（茯苓・半夏）
腹診	胸脇苦満（柴胡）・心下痞鞕（黄連）
六病位	少陽病 （❺柴胡ほか）─┬─▶白苔の舌（稀に黄苔） 　　　　　　　　└─▶中間の脈

←漢方医レベル→　←達人レベル→

温胆湯とはよく眠れるといった意味．風邪やインフルエンザにも

保険病名
インフルエンザ，風邪，肺炎などの回復期に熱が長びいたり，また平熱になっても，気分がさっぱりせず，せきや痰が多くて安眠が出来ないもの

こんな症状にも
神経症，風邪の初期，不眠，めまい，鼻づまり

ルールからイメージできる典型的患者像
分類チャートからは柴胡があるので柴胡剤の範疇に入る．また香附子があるので気剤にも分類される．生薬での方向性からは，麦門冬があるので呼吸器疾患用，陳皮があるので消化器疾患用，桔梗の排膿作用が期待できる．虚実スコアは簡易版・精密版とも人参と黄連の存在で０点になる．寒熱のルールは黄連に着目して強く冷やす漢方薬とわかる．精神的にキレやすい状態（気逆）には黄連も有効で，麦門冬＋半夏も同様の効果がある．ウツウツ気分（気うつ）には香附子が有効である．腹部の所見は柴胡があるので肋骨弓下の圧痛（胸脇苦満），そして黄連があるので心窩部の圧痛（心下痞鞕）が典型所見となる．六病位のルールは柴胡などから少陽病となる．

ワンポイント・アドバイス
風邪やインフルエンザの薬でありながら，気剤であることが魅力である．寝付きやすくなったりする．風邪の初期にも結構有効．

原典
「寿世保元」龔廷賢（1522～1619）【ツムラでは万病回春】

勿誤薬室方函口訣　抜粋・飛訳
竹筎温胆湯は，竹葉石膏湯よりやや実証向きである．胸膈に欝熱があって，せきがひどくて眠れない人に使用する．急性症でなくても（雑病），婦人で胸中に欝熱があって咳嗽甚だしいときは有効である．不眠にこだわるべきではない．

92 滋陰至宝湯 (じいんしほうとう)

	3秒ルールでは
生薬構成 13種類	香附子 3, 柴胡 3, 地骨皮 3, 芍薬 3, 知母 3, 陳皮 3, 当帰 3, 麦門冬 3, 白朮 3, 茯苓 3, 貝母 2, 甘草 1, 薄荷 1
15分類チャート	柴胡剤❷（慢性期用，抗炎症） 温性駆瘀血剤⓫（血の溜まりを改善） 気剤⓮（気をめぐらせる）
生薬での方向性	消化器用（陳皮）・呼吸器用（麦門冬） 清涼作用（知母）
虚 実	虚証向　（簡易版−1.0） 　　　　　精密版−1.0
寒 熱	❷温める（当帰）
気・血・水	❶気（麦門冬・香附子・柴胡） 血（当帰）・水（白朮）
気逆・気うつ・ 気虚・血虚・ 瘀血・水毒	気うつ（香附子） 瘀血（当帰あり地黄なし）
腹 診	小腹鞕満（当帰あり地黄なし） 胸脇苦満（柴胡）
六病位	太陰病 （❺柴胡をパス,　→舌は薄白〜特異所見なし 　⓾当帰）　　　→沈弱の脈

漢方医レベル →
達人レベル →

呼吸器疾患治療薬，そして柴胡剤

保険病名
虚弱なものの慢性のせき・たん

こんな症状にも
肺結核，神経症，ほてり，微熱

ルールからイメージできる典型的患者像
分類チャートからは柴胡があるので柴胡剤の範疇に入り，また当帰があり地黄がないので温性駆瘀血剤となり，香附子があるので気剤の範疇にも入る．生薬の方向性は陳皮があることから消化器向けとわかり，麦門冬があるので呼吸器疾患用，知母があるので清凉作用があると判明する．虚実スコアは簡易版，精密版とも当帰の存在で－1点となる．虚弱者が主なターゲットとわかる．寒熱のルールは当帰の存在で温める漢方薬となる．腹部の所見は柴胡があるので肋骨弓下の圧痛（胸脇苦満）があり，また当帰があり地黄がないので下腹部の圧痛（小腹鞕満）も処方選択のヒントになる．六病位のルールは，麦門冬と柴胡があるが，少陽病をパスして，当帰の存在で太陰病となる．よって舌は薄い白苔になり，脈は深いところで触れて細くなる．

ワンポイント・アドバイス
知母は清涼作用と理解する．冷やす生薬であるが，一般的ではないので寒熱のルールには加えていない．知母を含む漢方薬は，白虎加人参湯㉞，酸棗仁湯⑩⑬，滋陰至宝湯㉜，滋陰降火湯㉝，辛夷清肺湯⑩⓸，消風散㉒の6処方である．強く冷やすというよりも，気持ちよく爽快にさせるといった意味で，清涼という言葉がイメージにあう．

原典
「万病回春（1587）」龔廷賢（1522〜1619）

勿誤薬室方函口訣　抜粋・飛訳
記載なし

93 滋陰降火湯 (じいんこうかとう)

	3秒ルールでは
生薬構成 10種類	蒼朮 3, 地黄 2.5, 芍薬 2.5, 陳皮 2.5, 天門冬 2.5, 当帰 2.5, 麦門冬 2.5, 黄柏 1.5, 甘草 1.5, 知母 1.5
15分類チャート	なし
生薬での方向性	呼吸器用（麦門冬）・消化器用（陳皮） 清涼作用（知母）
虚 実	虚証向　（簡易版－1.0） 　　　　　精密版－1.0
寒 熱	❷中間（当帰・地黄）
気・血・水	❶気（麦門冬）・血（地黄・当帰） 　水（蒼朮）
気逆・気うつ・ 気虚・血虚・ 瘀血・水毒	なし
腹 診	なし
六病位	少陽病 （❺麦門冬ほか）→白苔の舌 　　　　　　　　→中間の脈

（漢方医レベル／達人レベル）

呼吸器疾患治療薬，そして地黄剤

保険病名
のどにうるおいがなく痰の出なくて咳こむもの

こんな症状にも
痰の多い咳，尿道炎，寝汗，ほてり，ふらつき

ルールからイメージできる典型的患者像
分類チャートからは該当するものがない．生薬の方向性からは麦門冬の存在で呼吸器向け，陳皮の存在で消化器向けとわかり，また知母があるので清涼作用とわかる．虚実スコアは当帰の存在で簡易版・精製版とも−1点となり，虚弱者向けの漢方薬となる．寒熱のルールはセカンドステップより当帰と地黄があるので特に温めもせず冷やしもしないといったイメージとなる．当帰はあるが，地黄もあるので駆瘀血作用はあまり表面に出ない．麦門冬があるので少陽病向けの漢方薬となる．よって舌は白苔で，脈は浅くも深くもなく触れる状態（中間）になる．

ワンポイント・アドバイス
滋陰降火湯93は少陽病用で，滋陰至宝湯92は太陰病用である．滋陰至宝湯92は柴胡剤にて少陽病期とも思えるが，多くの本では太陰病期となっている．漢方は生薬の足し算にて，ひとつの生薬だけで考え抜くには限界もあると思われる．虚実スコアはともに−1点であるが，太陰病用の方が，華奢な人用のイメージがある．太陰病は闘病力が低下している状態と理解しているからだ．六病位の分類はきわめてアバウトであるが，使い方によっては結構役に立つことがある．相関の知恵と割り切って考えればそれでいい．六病位に拘泥する必要はない．

原典
「寿世保元」龔廷賢（1522〜1619）【ツムラでは万病回春】

勿誤薬室方函口訣　抜粋・飛訳
滋陰降火湯は虚火上炎して咽の傷を生じる者を治す．

95 五虎湯（ごことう）

3秒ルールでは

生薬構成 5種類	石膏 10,　杏仁 4,　麻黄 4, 桑白皮 3,　甘草 2
15分類チャート	麻黄剤❶（急性期用，鎮痛）
生薬での方向性	なし
虚　実	実証向　　（簡易版　1.0） 　　　　　　精密版　3.0
寒　熱	❶強く冷やす（石膏）
気・血・水	❶水（杏仁・石膏）
気逆・気うつ・ 気虚・血虚・ 瘀血・水毒	なし
腹　診	なし
六病位	少陽病 （❺石膏）→白苔の舌（稀に黄苔） 　　　　　→中間の脈

漢方医レベル → 達人レベル

麻杏甘石湯＋桑白皮で，子供向け

保険病名
せき，気管支ぜんそく

こんな症状にも
呼吸困難，喘息様気管支炎

ルールからイメージできる典型的患者像
五虎湯㉟は麻杏甘石湯㊺に桑白皮を加えたもの．分類チャートからは麻黄があるので麻黄剤の範疇に入る．生薬の方向性に該当するものはない．虚実スコアは簡易版では麻黄があるので１点，精密版では麻黄は２点と計算されて，かつ石膏があるので１点追加となり合計で３点となる．極めてがっちりタイプ（実証）向けの漢方薬とわかる．寒熱は石膏があるのでファーストステップでオートマチックに冷やす漢方となる．腹部は緊張がしっかりしている皮膚と皮下組織で，それ以外に特別な所見はない．六病位のルールは石膏があるので少陽病用とわかる．よって舌は白苔で，脈は浅くも深くもなく触れる状態（中間）となる．

ワンポイント・アドバイス
麻杏甘石湯㊺に桑白皮を加えたものが五虎湯㉟である．よほど桑白皮に特別な効果があるのだろう．桑白皮を含有する漢方薬は五虎湯㉟と清肺湯⑨である．特別な魅力がある生薬がたった２処方にだけしか使用されていないのは，なんとも不可解なのである．どんな意味が桑白皮にあるのだろう．いつもそんなつまらないことが妙に気になる性格だ．

原典
「万病回春（1587）」龔廷賢（1522〜1619）

勿誤薬室方函口訣　抜粋・飛訳
五虎湯は麻杏甘石湯からの応用で，呼吸困難（喘急）を治す．小児に最も効果がある．しかしジフテリア（馬脾風）はこの処方では治らない．別の処方を考慮すべきである．

96 柴朴湯（さいぼくとう）

3秒ルールでは

生薬構成 10種類	柴胡 7, 半夏 5, 茯苓 5, 黄芩 3, 厚朴 3, 大棗 3, 人参 3, 甘草 2, 蘇葉 2, 生姜 1
15分類チャート	柴胡剤❷（慢性期用，抗炎症） 気剤⓮（気をめぐらせる） 利水剤❾（水のアンバランスを改善）
生薬での方向性	なし

漢方医レベル

虚 実	中間向 （簡易版　0.0） 　　　　 精密版　0.0
寒 熱	❷中間（人参・黄芩）
気・血・水	❶気（人参・蘇葉・厚朴・柴胡） 　水（半夏）
気逆・気うつ・気虚・血虚・瘀血・水毒	気うつ（厚朴・蘇葉） 水毒（茯苓・半夏）

達人レベル

腹 診	胸脇苦満（柴胡）
六病位	少陽病 （❺柴胡ほか）─┬─▶白苔の舌 　　　　　　　　 └─▶中間の脈

210

半夏厚朴湯＋小柴胡湯で，長びく咽の違和感に

保険病名
気分がふさいで，咽喉，食道部に異物感があり，時に動悸，めまい，嘔気などを伴う次の諸症：
小児ぜんそく，気管支ぜんそく，気管支炎，せき，不安神経症

こんな症状にも
舌痛症，うつもどき，パニック発作，不安障害

ルールからイメージできる典型的患者像
柴朴湯⑯は小柴胡湯⑨と半夏厚朴湯⑯を合わせたもの．分類チャートからは柴胡があるので柴胡剤の範疇に入り，また蘇葉と厚朴があることから気剤の範疇にも入り，茯苓と半夏があることから利水剤にも分類できる．生薬の方向性からは該当する生薬はない．虚実スコアは人参と黄芩があるのでプラスマイナスゼロとなる．同じく寒熱のルールもセカンドステップより温める人参と冷やす黄芩があるので中間となる．腹部の所見では柴胡があるので肋骨弓下の圧痛（胸脇苦満）が認められる．六病位のルールでは柴胡に着目し少陽病期になり，舌は白苔，脈は浅くも深くもなく触れる状態（中間）となる．

ワンポイント・アドバイス
2つの漢方薬を一緒に投与することを合方と呼ぶ．柴朴湯⑯は小柴胡湯⑨合半夏厚朴湯⑯と同じ意味である．六病位で同じ病期のものを合わせることが多い．実際に小柴胡湯⑨も半夏厚朴湯⑯も少陽病期用である．また，別々に煎じた漢方薬を飲むのと，一緒に煎じたものを飲むのは実は別の煎じ薬になっている可能性がある．

原典
原典不詳．日本で創作された処方．

勿誤薬室方函口訣　抜粋・飛訳
記載なし

97 大防風湯（だいぼうふうとう）

3秒ルールでは	
生薬構成 15種類	黄耆 3,　地黄 3,　芍薬 3,　蒼朮 3, 当帰 3,　杜仲 3,　防風 3,　川芎 2, 甘草 1.5, 羌活 1.5, 牛膝 1.5, 大棗 1.5, 人参 1.5, 乾姜 1,　附子 1
15分類チャート	参耆剤❺（体力・気力をつける） 四物湯類❻（貧血様症状を補う） 附子剤❽（冷えている状態）
生薬での方向性	なし
虚　実	虚証向　（簡易版－3.0） 　　　　　精密版－5.0
寒　熱	❶強く温める（乾姜・附子）
気・血・水	❷気（人参）・血（地黄・川芎・当帰） 　水（蒼朮・黄耆・乾姜）
気逆・気うつ・ 気虚・血虚・ 瘀血・水毒	気虚（人参＋黄耆） 血虚（当帰＋芍薬＋川芎＋地黄）
腹　診	なし
六病位	太陰病 （❿人参ほか）　►舌は薄白〜特異所見なし 　　　　　　　　►沈弱の脈

漢方医レベル

達人レベル

乾姜・附子含有の参耆剤，長年のリウマチに

保険病名
関節がはれて痛み，麻痺，強直して屈伸しがたいものの次の諸症：下肢の関節リウマチ，慢性関節炎，痛風

こんな症状にも
半身不随

ルールからイメージできる典型的患者像
分類チャートから人参と黄耆が生薬にあるので参耆剤の範疇に入り，また当帰・芍薬・川芎・地黄があるので四物湯㋑類にも分類される．生薬の方向性で該当するものはなく，虚実スコアは簡易版でも附子，当帰，人参が該当するので−3点である．精密版の虚実スコアでは，上記3つに加えて乾姜と黄耆が加わるので−5点となる．とても虚弱な人のための漢方薬と理解できる．寒熱のルールでは乾姜と附子がともに含まれるので，強く温める漢方薬とわかる．腹部所見は，虚実スコアのマイナスを表すように，虚弱な腹壁を連想すればよく，それ以外の特徴的な腹部所見はない．六病位のルールでは地黄があるので太陰病に分類される．

ワンポイント・アドバイス
乾姜と附子を含有する漢方薬は大防風湯㋕だけである．参耆剤で四物湯㋑と乾姜と附子を含むことが大防風湯㋕の特徴を端的に表している．

原典
「是斎百一選方」（1197）【ツムラでは和剤局方】

勿誤薬室方函口訣　抜粋・飛訳
大防風湯は『百一選方』には鶴膝風のファーストチョイス（主剤）とある．『局方』には麻痺して萎縮している時のファーストチョイス（套剤）とある．その目標は，皮膚がやせてガサガサしていること，リウマチ性疾患などであるが，気血の衰弱がなければ効果なしである．もし実証の者に使用するとかえって害がある．

98 黄耆建中湯(おうぎけんちゅうとう)

3秒ルールでは

生薬構成 7種類	芍薬 6, 黄耆 4, 桂皮 4, 大棗 4, 甘草 2, 生姜 1, 膠飴
15分類チャート	建中湯類⓭(虚弱者の処方) 桂枝湯類⓭(漢方の基本処方)
生薬での方向性	なし
虚 実	虚証向　(簡易版-1.0) 　　　　　精密版-2.5
寒 熱	❷温める(桂皮)
気・血・水	❶気(桂皮)・水(黄耆)
気逆・気うつ・ 気虚・血虚・ 瘀血・水毒	気逆(桂皮)
腹 診	腹直筋の攣急(芍薬 4g 以上+甘草)
六病位	太陰病 (❾芍薬 5g 以上)─┬─▶舌は薄白〜特異所見なし 　　　　　　　　　　└─▶沈弱の脈

漢方医レベル / 達人レベル

小建中湯＋黄耆で寝汗にも有効

保険病名
身体虚弱で疲労しやすいものの次の諸症：
虚弱体質，病後の衰弱，ねあせ

こんな症状にも
アトピー性皮膚炎，褥瘡，疲れ

ルールからイメージできる典型的患者像
分類チャートから桂枝湯㊺の構成生薬を含み，かつ膠飴があるので建中湯類に分類される．生薬の方向性には該当するものがなく，虚実スコアは簡易版では膠飴があるので−1点となる．精密版虚実スコアでは桂皮，膠飴，黄耆があるので−2.5点である．桂皮は精神的にキレやすい状態（気逆）にも有効である．甘草と芍薬を含み，芍薬が4g以上なので，腹直筋の攣急（過度の緊張）が処方選択のヒントになる．六病位のルールでは，桂枝湯㊺の構成生薬を含むが太陽病でなく，膠飴があるので太陰病に分類される．よって舌は薄い白苔で，脈は深く触れて細い．

ワンポイント・アドバイス
小建中湯㉹に黄耆を加えたものが黄耆建中湯㊾である．傷寒論の時代の処方である．

原典
「金匱要略（3世紀）」張仲景（150？〜219）

勿誤薬室方函口訣　抜粋・飛訳
黄耆建中湯は，小建中湯で胃腸の機能が減弱（中気不足）し，腹直筋の攣急（腹裏拘急）を目標とする．虚を補うために黄耆を加えている．張仲景の黄耆はだいたい，表托，汗を止め，浮腫を去るために使用する．この処方も身体外表面（外体）の不足を目標とする．この処方は，体力気力の衰えた状態（虚労）の症状で，お腹の皮が背中に貼り付くようで，熱がなく咳するものに使用するというが，微熱があっても，汗が出ていても，汗がなくても，使用可能である．

99 小建中湯 (しょうけんちゅうとう)

3秒ルールでは

生薬構成 6種類	芍薬 6, 桂皮 4, 大棗 4, 甘草 2, 生姜 1, 膠飴
15分類チャート	建中湯類⓭（虚弱者の処方） 桂枝湯類⓭（漢方の基本処方）
生薬での方向性	なし
虚 実	虚証向　（簡易版 −1.0） 　　　　　精密版 −1.5
寒 熱	❷温める（桂皮）
気・血・水	❶気（桂皮）
気逆・気うつ・ 気虚・血虚・ 瘀血・水毒	気逆（桂皮）
腹 診	腹直筋の攣急（芍薬 4g 以上＋甘草）
六病位	太陰病 （❾芍薬 5g 以上）─▶舌は薄白〜特異所見なし 　　　　　　　　　　─▶沈弱の脈

漢方医レベル / 達人レベル

桂枝加芍薬湯＋膠飴で気力体力増強剤

保険病名
体質虚弱で疲労しやすく，血色がすぐれず，腹痛，動悸，手足のほてり，冷え，頻尿および多尿などのいずれかを伴う次の諸症：小児虚弱体質，疲労倦怠，神経質，慢性胃腸炎，小児夜尿症，夜なき

こんな症状にも
過敏性腸症候群，不登校，ひきこもり，自閉症もどき

ルールからイメージできる典型的患者像
分類チャートから桂枝湯㊺の構成生薬を含み，かつ膠飴があるので建中湯類に分類される．生薬の方向性には該当するものがなく，虚実スコアは簡易版では膠飴があるので−1点となる．精密版虚実スコアでは桂皮と膠飴があるので−1.5点である．桂皮は精神的にキレやすい状態（気逆）にも有効である．甘草と芍薬を含み，芍薬が4g以上なので，腹直筋の攣急（過度の緊張）が処方選択のヒントになる．六病位のルールでは，桂枝湯㊺の構成生薬を含むが太陽病でなく，膠飴があるので太陰病に分類される．よって舌は薄い白苔で，脈は深く触れて細い．

ワンポイント・アドバイス
傷寒論の時代に参耆剤はない．建中湯類を使用していたのだろう．

原典
「傷寒論，金匱要略（3世紀）」張仲景（150？〜219）

勿誤薬室方函口訣　抜粋・飛訳
小建中湯は，消化機能が弱って，腹中が引っ張り痛む症状を治す．古方書では中とは消化機能（脾胃）のことである．建中とは消化機能を立て直す意味である．腹全体がくさくさとして無力，そしてここかしこに凝りがある症状に有効である．即ち後世方の十全大補湯や人参養栄湯の元祖で補虚調血の意である．症状によって広く使用すべきである．

100 大建中湯
だいけんちゅうとう

3秒ルールでは	
生薬構成 4種類	乾姜 5，人参 3，山椒 2，膠飴
15 分類チャート	建中湯類⓭（虚弱者の処方）
生薬での方向性	腹部膨満感（山椒）
虚 実	虚証向　（簡易版−2.0） 　　　　　精密版−3.0
寒 熱	❶強く温める（乾姜）
気・血・水	❶気（人参）・水（乾姜）
気逆・気うつ・ 気虚・血虚・ 瘀血・水毒	なし
腹 診	なし
六病位	太陰病 （❿人参ほか）→舌は薄白〜特異所見なし 　　　　　　　　→沈弱の脈

漢方医レベル ／ 達人レベル

温めて腸を動かすイメージ

保険病名
腹が冷えて痛み，腹部膨満感のあるもの

こんな症状にも
イレウス，腸管麻痺，冷え症，炎症性腸疾患，整腸，便秘

ルールからイメージできる典型的患者像
大建中湯⑩は，乾姜，人参，山椒，膠飴からなる漢方薬である．分類チャートからは膠飴があるので建中湯類に分類される．生薬の方向性からは山椒があるので腹部膨満感に有効と判断できる．虚実スコアは簡易版では，人参と膠飴があるので−2点，精密版ではそれらに乾姜が加わるので−3点となる．ともかく虚弱者向けの漢方薬である．腹部所見は，虚実スコアのマイナスから考えて相当虚弱で，かつ生薬の方向性から誘導できる腹部膨満感を加えれば，処方選択には十分であろう．膠飴があるので太陰病とわかり，よって舌は薄い白苔で，脈は深く触れて細い状態が典型的所見となる．

ワンポイント・アドバイス
大建中湯⑩以外の建中湯類は，桂枝湯㊺を構成する生薬を含むが，大建中湯⑩は桂枝湯㊺を含まない．膠飴は通常最後に加えるので，構成生薬の1日量としては正確なg数が通常記載されていない．ツムラの膠飴は実は水飴である．

原典
「金匱要略（3世紀）」張仲景（150？〜219）

勿誤薬室方函口訣　抜粋・飛訳
大建中湯⑩は，小建中湯㉟とは有効な疾患が異なるが，膠飴があるから建中湯の意味が明瞭である．寒さによる腹痛を治す．臍から上（大腹）の腹痛で嘔吐があり，腹中が一塊になって固まっているのが目的である．痛み甚だしく，下から上にムクムクと持ち上がるようなお腹の動きをするときに効果がある．

101 升麻葛根湯 (しょうまかっこんとう)

3秒ルールでは	
生薬構成 5種類	葛根 5, 芍薬 3, 升麻 2, 甘草 1.5, 生姜 0.5
15分類チャート	なし
生薬での方向性	鎮痛（葛根）
虚 実	中間向 （簡易版　0.0） 　　　　精密版　0.0
寒 熱	中間（該当なし）
気・血・水	❷気（甘草）・血（芍薬）
気逆・気うつ・ 気虚・血虚・ 瘀血・水毒	なし
腹 診	なし
六病位	太陽病 （❼葛根）→舌の所見なし 　　　　　→浮弱の脈

漢方医レベル / 達人レベル

220

発疹を生じる発熱性疾患に使用，でも麻黄なし

保険病名

感冒の初期，皮膚炎

こんな症状にも

蕁麻疹，湿疹，皮膚掻痒症，口内炎，麻疹，風疹，発疹

ルールからイメージできる典型的患者像

升麻葛根湯❶は葛根湯❶とは異なり麻黄を含まない．升麻と葛根という生薬を含む漢方薬という命名である．分類チャートには該当するものがない．生薬の方向性から葛根があるので鎮痛作用があるとわかる．また虚実スコアや寒熱のルールにも該当するものがない．六病位では葛根があるので太陽病用とわかる．

ワンポイント・アドバイス

升麻葛根湯❶は葛根湯❶＋升麻ではないことを理解することが大切である．升麻と葛根を構成生薬に含む漢方薬である．発疹を伴う伝染性疾患に使用された薬で，太陽病向けである．これに整合性を合わせるために，葛根があれば太陽というルールを設けた．六病位のルールで太陽病になるのは，少陰病，陽明病，少陽病ではなくて，麻黄，香附子，葛根が存在する場合である．少陰病は真武湯❸と麻黄附子細辛湯❷のみである．陽明病は承気湯類また茵蔯蒿湯❸，白虎加人参湯❹である．少陽病は駆瘀血剤または生薬の桔梗，厚朴，麦門冬，陳皮などを含むときである．葛根を含む漢方薬は葛根湯❶，葛根湯加川芎辛夷❷，参蘇飲❻，升麻葛根湯❶であるが参蘇飲❻のみが少陽病用になり，ほかはすべて太陽病となる．そもそも六病位は急性発熱性疾患の時間経過を分類したものであり，それを慢性疾患に転用することに少々無理があると思う．

原典

「万病回春（1587）」龔廷賢（1522〜1619）

勿誤薬室方函口訣　抜粋・飛訳

記載なし

102 当帰湯 (とうきとう)

	3秒ルールでは
生薬構成 10種類	当帰 5, 半夏 5, 桂皮 3, 厚朴 3, 芍薬 3, 人参 3, 黄耆 1.5, 乾姜 1.5, 山椒 1.5, 甘草 1
15分類チャート	参耆剤❺（体力・気力をつける） 温性駆瘀血剤⓫（血の溜まりを改善） 気剤⓮（気をめぐらせる）
生薬での方向性	腹部膨満感（山椒）
虚 実	虚証向　（簡易版−2.0) 　　　　　精密版−4.5
寒 熱	❶強く温める（乾姜）
気・血・水	❶気（人参・桂皮・厚朴） 　血（当帰）・水（半夏・黄耆・乾姜）
気逆・気うつ・ 気虚・血虚・ 瘀血・水毒	気逆（桂皮）・気うつ（厚朴） 気虚（人参・黄耆）
腹 診	小腹鞕満（当帰あり地黄なし）
六病位	太陰病 ❺厚朴をパス, →舌は薄白〜特異所見なし ❿当帰ほか　→沈弱の脈

（漢方医レベル／達人レベル）

参耆剤＋山椒で大建中湯の親戚

保険病名
背中に寒冷を覚え，腹部膨満感や腹痛のあるもの

こんな症状にも
術後腹部障害，原因不明の胸痛，いろいろな痛み

ルールからイメージできる典型的患者像
分類チャートからは人参と黄耆を含むので参耆剤の範疇に入る．当帰があって地黄がないので温性駆瘀血剤でもある．厚朴があるので気剤にも該当する．生薬の方向性では山椒があるので，腹部膨満感に有効とわかる．虚実スコアは簡易版では人参と当帰を含むので−2点となる．精密版ではそれらに加えて，桂皮と黄耆と乾姜を含むので−4.5点となる．桂皮がキレやすい状態（気逆）に有効，厚朴がウツウツ気分（気うつ）に有効，そして参耆剤が気力がない状態（気虚）に有効ということで，気に関する多くの訴えに有効であるとわかる．寒熱はファーストステップで乾姜があるのでオートマチックに温める漢方とわかる．腹部は虚実スコアを反映して，皮膚と皮下組織は軟弱で華奢である．そして当帰があり地黄がないので下腹部の圧痛（小腹硬満）がヒントにもなる．六病位のルールでは，少陽病に該当する生薬がなく，当帰があるので太陰病になる．よって舌は薄い白苔で，脈は深く触れて細い．

ワンポイント・アドバイス
山椒を含む漢方薬は，大建中湯⑩と当帰湯⑩である．よって当帰湯⑩のイメージは大建中湯⑩の参耆剤バージョンとも言える．当帰湯⑩は胸の痛みにも有効で，山椒に痛み止めの作用も期待できる．

原典
「千金方（652）」孫思邈（581？〜682）

勿誤薬室方函口訣　抜粋・飛訳
当帰湯は心腹冷気絞痛，肩背へ向かう痛みがある者を治す．

103 酸棗仁湯 (さんそうにんとう)

3秒ルールでは	
生薬構成 5種類	酸棗仁 10, 茯苓 5, 川芎 3, 知母 3, 甘草 1
15分類チャート	なし
生薬での方向性	快眠作用（酸棗仁） 清涼作用（知母）
虚　実	中間向　（簡易版 0.0） 　　　　精密版 0.0
寒　熱	中間（該当なし）
気・血・水	❶気（酸棗仁）・血（川芎）
気逆・気うつ・ 気虚・血虚・ 瘀血・水毒	なし
腹　診	なし
六病位	太陰病 (⓾酸棗仁) → 舌は薄白～特異所見なし → 沈弱の脈

漢方医レベル／達人レベル

224

疲れて眠れないとき，寝過ぎにも有効

保険病名
心身がつかれ弱って眠れないもの

こんな症状にも
過眠，不眠，中途覚醒，疲れ

ルールからイメージできる典型的患者像
酸棗仁湯⑩では酸棗仁と知母が比較的使用頻度の少ない生薬である．分類チャートには該当するものはない．生薬の方向性からは酸棗仁があるので快眠作用，知母があるので清涼作用となる．虚実スコア，寒熱のルールにも該当する生薬がない．腹診所見も特別なものはない．

六病位のルールからは，少陰病は真武湯㉚と麻黄附子細辛湯⑰のみである．次に，白虎加人参湯㉞と茵蔯蒿湯⑯，そして大黄+芒硝を含めば陽明病である．それらに該当しないと，桃仁・牡丹皮・紅花・大黄・当帰の2つ以上を含む実証向け駆瘀血剤に該当すれば少陽病である．また，柴胡・黄連・黄芩・石膏・猪苓・釣藤鈎・黄柏・薏苡仁・牡蛎・桔梗・厚朴・麦門冬・陳皮の1剤でもあれば，少陽病である．

ワンポイント・アドバイス
酸棗仁を含む漢方薬は酸棗仁湯⑩の他は，加味帰脾湯⑰と帰脾湯㊺である．
知母を含む漢方薬は酸棗仁湯⑩の他，滋陰至宝湯㊈，滋陰降火湯㊈，辛夷清肺湯⑭，消風散㉒，白虎加人参湯㉞である．

原典
「金匱要略（3世紀）」張仲景（150？〜219）

勿誤薬室方函口訣　抜粋・飛訳
酸棗仁湯は気分を和らげて（心気を和潤）安眠させる．もし心がたかぶって眠れないときはこの処方がファーストチョイスである．

104 辛夷清肺湯 (しんいせいはいとう)

3秒ルールでは	
生薬構成 9種類	石膏 5, 麦門冬 5, 黄芩 3, 山梔子 3, 知母 3, 百合 3, 辛夷 2, 枇杷葉 2, 升麻 1
15分類チャート	なし
生薬での方向性	呼吸器用（麦門冬） 耳鼻科用（辛夷） 清涼作用（知母）
虚 実	実証向　（簡易版 1.0） 　　　　　精密版 2.0
寒 熱	❶強く冷やす（石膏）
気・血・水	❶気（麦門冬・山梔子）・水（石膏）
気逆・気うつ・気虚・血虚・瘀血・水毒	気逆（山梔子）
腹 診	なし
六病位	少陽病 （❺麦門冬ほか）─→白苔の舌（稀に黄苔） 　　　　　　　　　└→中間の脈

←漢方医レベル→ ←達人レベル→

226　　88002-192 **JCOPY**

辛夷があれば副鼻腔関係．温める生薬はない

保険病名
鼻づまり，慢性鼻炎，蓄膿症

こんな症状にも
嗅覚障害，呼吸器疾患

ルールからイメージできる典型的患者像
分類チャートからは該当するグループがない．生薬の方向性からは，麦門冬があるので呼吸器向け，辛夷があるので耳鼻科用，そして知母があるので清涼作用があると推測できる．虚実スコアは簡易版では，黄芩があるので1点．精密版では，黄芩に加えて石膏があるので2点となる．寒熱のルールでは石膏があるので強く冷やす漢方薬とわかる．山梔子はキレやすい状態（気逆）にも有効である．六病位のルールでは，黄芩や麦門冬があるので少陽病の漢方薬とわかる．よって舌は厚い白苔，脈は浅くも深くもなく触れる状態（中間）となる．

ワンポイント・アドバイス
辛夷清肺湯⑩は，辛夷があるので耳鼻科用である．辛夷を含む漢方薬は辛夷清肺湯⑩以外は葛根湯加川芎辛夷❷のみである．石膏を筆頭にすべてが冷やす傾向の生薬で，温める生薬は1つもない．しかし辛夷清肺湯⑩を飲んで冷えて困るという人はほとんどいない．寒熱のルールもどこまで実践に即しているかは実は不明である．昔の言い伝えにできる限り整合性を合わせているに過ぎないのだから．

原典
「外科正宗（1617）」陳実功（1555〜1636）

勿誤薬室方函口訣　抜粋・飛訳
辛夷清肺湯は，副鼻腔炎など（脳漏鼻淵，鼻中瘜肉，あるいは鼻不聞香臭など）の症状に有効である．副鼻腔炎には大抵葛根湯加川芎大黄，または頭風神方に化毒丸を兼用して有効であるが，熱毒があり疼痛が甚だしいときは，この処方でなければ治すことはできない．

105 通導散（つうどうさん）

3秒ルールでは	
生薬構成 10種類	枳実 3，大黄 3，当帰 3，甘草 2，紅花 2，厚朴 2，蘇木 2，陳皮 2，木通 2，芒硝 1.8
15分類チャート	駆瘀血剤❿・温性駆瘀血剤⓫（血の溜まりを改善）・承気湯類⓬（下剤，鎮静，血の溜まり）・気剤⓮（気をめぐらせる）
生薬での方向性	消化器用（陳皮）
虚 実	実証向　（簡易版－1.0） 　　　　精密版　1.0
寒 熱	❷中間（当帰・大黄）
気・血・水	❶気（厚朴）・血（当帰・紅花・大黄）
気逆・気うつ・気虚・血虚・瘀血・水毒	気うつ（厚朴） 瘀血（当帰・紅花・大黄）
腹 診	小腹鞕満（当帰＋紅花）
六病位	少陽病 ❸大黄＋芒硝をパス，→白苔の舌（黄苔） ❹大黄＋紅花　　　　→中間の脈

（漢方医レベル／達人レベル）

駆瘀血剤で承気湯，厚朴も含まれている

保険病名

比較的体力があり下腹部に圧痛があって便秘しがちなものの次の諸症：
月経不順，月経痛，更年期障害，腰痛，便秘，打ち身（打撲），高血圧の随伴症状（頭痛，めまい，肩こり）

こんな症状にも

月経前症候群，ヒステリー，神経症

ルールからイメージできる典型的患者像

分類チャートからは，大黄と芒硝があるので承気湯類とわかる．また紅花・大黄・当帰があり，どれも駆瘀血効果の強い生薬にて駆瘀血剤とわかる．また当帰１つに注目しても地黄がないので温性駆瘀血剤の範疇にも入る．また，厚朴があるので気剤でもある．生薬の方向性からは陳皮が該当し消化器用にも有効とわかる．虚実スコアは簡易版では当帰が該当して−１点となるが，精密版では大黄と芒硝が１点にカウントされるので＋１点となる．寒熱のルールは当帰と大黄でプラスマイナスゼロになる．腹部は当帰があって地黄がないことから下腹部の圧痛（小腹鞕満）がヒントになる．実証向けの駆瘀血剤はこじれた状態（少陽病）用に該当する．

ワンポイント・アドバイス

虚実スコアの簡易版は理解のための 15 処方を点数化するためにまず作り上げたものである．それを発展させて 128 処方の多くに当てはまる公式としたのが精密版となる．それぞれの欠点と長所を味わって頂くと，生薬の理解が深まると思っている．

原典

「万病回春（1587）」龔廷賢（1522〜1619）

勿誤薬室方函口訣　抜粋・飛訳

記載なし

106 温経湯(うんけいとう)

3秒ルールでは	
生薬構成 12種類	麦門冬 4, 半夏 4, 当帰 3, 甘草 2, 桂皮 2, 芍薬 2, 川芎 2, 人参 2, 牡丹皮 2, 呉茱萸 1, 生姜 1, 阿膠 2
15分類チャート	駆瘀血剤❿ 温性駆瘀血剤⓫（血の溜まりを改善）
生薬での方向性	止血（阿膠）・呼吸器用（麦門冬） 温めて鎮痛（呉茱萸）

漢方医レベル

虚 実	虚証向　（簡易版－2.0） 　　　　　精密版－2.5
寒 熱	❷温める（人参・当帰・桂皮）
気・血・水	❶気（人参・桂皮・麦門冬） 　血（川芎・牡丹皮・当帰）
気逆・気うつ・ 気虚・血虚・ 瘀血・水毒	気逆（桂皮・麦門冬＋半夏） 瘀血（当帰・牡丹皮）

達人レベル

腹 診	小腹鞕満（当帰＋牡丹皮，当帰あり地黄なし）
六病位	太陰病 ❺麦門冬をパス，→舌は薄白～特異所見なし ❿当帰ほか　　→沈弱の脈

温める駆瘀血剤，阿膠や麦門冬も含まれている

保険病名
手足がほてり，唇がかわくものの次の諸症：
月経不順，月経困難，こしけ，更年期障害，不眠，神経症，湿疹，足腰の冷え，しもやけ

こんな症状にも
不妊症，口唇炎，皮膚掻痒症，手掌角皮症，打撲，イライラ

ルールからイメージできる典型的患者像
分類チャートからは当帰があって地黄がないので温性駆瘀血剤となる．生薬の方向性からは阿膠があり止血，麦門冬があり呼吸器用，呉茱萸があり温めて鎮痛と推測できる．虚実スコアは簡易版では，当帰と人参から−2点となり，精密版では桂皮が加わって−2.5点となる．寒熱のルールはファーストステップに該当はなくセカンドステップで当帰と人参があるので温める漢方薬とわかる．桂皮はキレやすい状態（気逆）に有効である．腹部所見は，当帰と牡丹皮があるので下腹部の圧痛，また当帰があって地黄がないので下腹部の圧痛（小腹硬満）が処方選択のヒントになる．麦門冬はあるが少陽病期にはせずに，このステップをパスして，当帰があるので太陰病とする．すると舌は薄い白苔，脈は深く触れて細いことが典型的所見になる．

原典
「金匱要略（3世紀）」張仲景（150？〜219）

勿誤薬室方函口訣　抜粋・飛訳
温経湯は子宮頸部の虚寒（胞門虚寒）に用いるのが目的である．およそ婦人が血室虚弱で月経や水分のバランスが不調で，腰冷，腹痛，頭痛，下血などの種々の虚寒の症状があるときに使用する．年が50歳などにこだわってはいけない．下血や口唇の乾燥，手掌煩熱，上熱下寒，腹部に塊のないことが適応症である．もし塊があって月経が生じないときは桂枝茯苓丸が適当である．またそれより重い症状では桃核承気湯を用いる．

107 牛車腎気丸(ごしゃじんきがん)

3秒ルールでは	
生薬構成 10種類	地黄 5, 牛膝 3, 山茱萸 3, 山薬 3, 車前子 3, 沢瀉 3, 茯苓 3, 牡丹皮 3, 桂皮 1, 附子 1
15分類チャート	六味丸類❼（初老期の訴え） 附子剤❽（冷えている状態に） 利水剤❾（水のアンバランスを改善）
生薬での方向性	泌尿器用（車前子）
虚 実	虚証向　（簡易版 −1.0） 　　　　　精密版 −1.5
寒 熱	❶強く温める（附子）
気・血・水	❶気（桂皮）・血（地黄・牡丹皮） 　水（沢瀉）
気逆・気うつ・ 気虚・血虚・ 瘀血・水毒	気逆（桂皮）・水毒（茯苓・沢瀉）
腹 診	小腹不仁（六味丸）
六病位	太陰病 （❿地黄）→舌は薄白〜特異所見なし 　　　　　→沈弱の脈

（漢方医レベル：虚実〜気逆・気うつ・気虚・血虚・瘀血・水毒）
（達人レベル：腹診〜六病位）

八味地黄丸＋牛膝・車前子．八味地黄丸とほぼ同じ

保険病名
疲れやすくて，四肢が冷えやすく尿量減少または多尿で時に口渇がある次の諸症：
下肢痛，腰痛，しびれ，老人のかすみ目，かゆみ，排尿困難，頻尿，むくみ

こんな症状にも
がん化学療法時の末梢神経障害，糖尿病性神経障害，眼精疲労，皮膚掻痒症

ルールからイメージできる典型的患者像
分類チャートから，地黄・山茱萸・牡丹皮があるので六味丸87類となる．また茯苓と沢瀉があるので利水剤の範疇にも入る．生薬の方向性からは車前子があるので泌尿器科用とわかる．虚実スコアは簡易版では，附子があるので−1点となり，精密版では附子に桂皮が加わるので−1.5点となる．寒熱のルールは附子があるのでファーストステップでオートマチックに熱薬となる．桂皮はキレやすい状態（気逆）にも有効である．六味丸87類では腹部所見に下腹部の緊張の低下（小腹不仁）が処方選択のヒントになる．六病位のルールでは，他の病期の該当生薬がなく，地黄があるので太陰病に分類される．よって舌苔は薄く白く，脈は深く触れて細いことが典型所見である．

ワンポイント・アドバイス
八味地黄丸7に牛膝と車前子が加わったものが牛車腎気丸107である．どちらもあまり変わらないと思っている．

原典
「済生方（1253）」厳用和（1200？〜1267？）

勿誤薬室方函口訣　抜粋・飛訳
牛車腎気丸は八味地黄丸の適応症状で，腰が重く，脚が腫れ，または脚が弱っている（腰重，脚腫，あるいは痿弱）者を治す．

108 人参養栄湯（にんじんようえいとう）

3秒ルールでは

生薬構成 12 種類		地黄 4，当帰 4，白朮 4，茯苓 4， 人参 3，桂皮 2.5，遠志 2，芍薬 2， 陳皮 2，黄耆 1.5，甘草 1，五味子 1
15 分類チャート		参耆剤❺（体力・気力をつける）
生薬での方向性		消化器用（陳皮）・気が鎮まる（遠志） 呼吸器用（五味子）
漢方医レベル	虚　実	虚証向（簡易版－2.0） （精密版－3.5）
漢方医レベル	寒　熱	❷温める（桂皮・人参・当帰・地黄）
漢方医レベル	気・血・水	❶気（人参・桂皮・遠志） 血（地黄・当帰） 水（白朮・黄耆・五味子）
漢方医レベル	気逆・気うつ・気虚・血虚・瘀血・水毒	気逆（桂皮）・気虚（人参・黄耆剤）
達人レベル	腹　診	なし
達人レベル	六病位	太陰病 （❺陳皮をパス，❿人参ほか）→舌は薄白～特異所見なし →沈弱の脈

参耆剤の呼吸器バージョン，地黄でまれにムカムカ

保険病名

病後の体力低下，疲労倦怠，食欲不振，ねあせ，手足の冷え，貧血

こんな症状にも

化学療法，放射線療法時の体力増強，神経症，レイノー，不眠症

ルールからイメージできる典型的患者像

分類チャートからは，人参と黄耆を含むので参耆剤とわかる．生薬の方向性からは，陳皮があるので消化器用，遠志があるので気が鎮まり，五味子があるので呼吸器用と判断できる．虚実スコアは，簡易版では当帰と人参から−2 点となり，精密版では桂皮と黄耆が加わるので−3.5 となる．ともかく虚弱な人向けの漢方薬というイメージである．寒熱のルールでは，桂皮・人参・当帰があるので温める漢方薬となる．腹部は虚実スコアを反映して軟弱無力であるが，特徴的な所見は他にはない．陳皮があるので少陽病該当するが，それはパスして，地黄，人参，当帰，黄耆などから太陰病の漢方薬とする．よって舌苔は薄く白い．脈は深く触れて細い．

ワンポイント・アドバイス

地黄を含む参耆剤は人参養栄湯(108)の他は，十全大補湯㊽と大防風湯(97)である．

原典 「和剤局方（1107)」陳師文ら

勿誤薬室方函口訣　抜粋・飛訳

人参養栄湯は気血両虚の治療を主目的とするが，十全大補湯に比べると，遠志・橘皮・五味子が含まれているので，消化管や肺の力を維持することに優れている．急性の発熱性疾患で間違った治療を施されたとき（傷寒壊病）に，炙甘草湯の使い分けがある．熟考すべきである．疲れやすく体力が落ちた状態（虚労）で熱があり，咳をして，下痢するものに使用する．

109 小柴胡湯加桔梗石膏

3秒ルールでは	
生薬構成 9種類	石膏 10, 柴胡 7, 半夏 5, 黄芩 3, 桔梗 3, 大棗 3, 人参 3, 甘草 2, 生姜 1
15分類チャート	柴胡剤❷（亜急性期・慢性期用，抗炎症・鎮静）
生薬での方向性	排膿作用（桔梗）
虚　実	実証向　（簡易版　0.0） 　　　　　精密版　1.0
寒　熱	❶強く冷やす（石膏）
気・血・水	❶気（人参・柴胡） 　水（半夏・石膏）
気逆・気うつ・ 気虚・血虚・ 瘀血・水毒	なし
腹　診	胸脇苦満（柴胡）
六病位	少陽病 （❺柴胡ほか）─┬─▶白苔の舌（稀に黄苔） 　　　　　　　　└─▶中間の脈

漢方医レベル → 達人レベル

咽の症状に，そして字のごとく石膏剤

保険病名
咽喉がはれて痛む次の諸症：
扁桃炎，扁桃周囲炎

こんな症状にも
耳下腺炎，中耳炎，花粉症，長びく風邪，肺炎

ルールからイメージできる典型的患者像
分類チャートから柴胡剤となる．生薬の方向性からは桔梗があるので排膿作用である．虚実スコアは簡易版では黄芩と人参でプラスマイナスゼロとなり，精密版では石膏があるので＋１点となる．寒熱のルールではファーストステップで石膏があるのでオートマチックに冷やす漢方薬になる．腹部所見は柴胡剤にて，肋骨弓下の圧痛（胸脇苦満）が処方選択のヒントになる．柴胡があれば少陽病用．よって舌は厚い白苔，脈は浅くも深くもなく触れる状態（中間）が典型的所見となる．
柴胡・黄芩・桔梗は，１つでも該当すれば少陽病である．よって小柴胡湯加桔梗石膏⑩は少陽病期用となる．

ワンポイント・アドバイス
字のごとく，小柴胡湯⑨に桔梗と石膏が加わったものである．小柴胡湯⑨は慢性炎症の万能薬だが，排膿作用の桔梗と冷やす生薬の代表である石膏が加わると，なぜか耳鼻科疾患向けとなる．小柴胡湯加桔梗石膏⑩を他の訴えに使うことはまれである．炎症性疾患にはどんな領域にも使用できそうに思えるが，不思議なことだ．実際に風邪が長びいたときに肺炎の慢性期にこの処方が著効することもある．

原典
原典不詳．日本で創作された処方．

勿誤薬室方函口訣　抜粋・飛訳
記載なし

110 立効散 (りっこうさん)

3秒ルールでは	
生薬構成 5種類	細辛 2, 升麻 2, 防風 2, 甘草 1.5, 竜胆 1
15分類チャート	なし
生薬での方向性	鎮痛（細辛）
虚 実	中間向 　（簡易版　0.0） 　　　　　精密版　0.0
寒 熱	中間（該当なし）
気・血・水	❶水（細辛）
気逆・気うつ・ 気虚・血虚・ 瘀血・水毒	なし
腹 診	なし
六病位	少陽病（⓫）─▶白苔の舌 　　　　　　　└▶中間の脈

左側ラベル: 漢方医レベル ／ 達人レベル

歯科向けの漢方薬．細辛の鎮痛作用

保険病名
抜歯後の疼痛，歯痛

こんな症状にも
口内炎，舌痛症，三叉神経痛

ルールからイメージできる典型的患者像
分類チャートからは該当するものはない．生薬の方向性からは細辛があり鎮痛作用となる．虚実スコアと寒熱のルールも該当生薬がないので，それぞれ0点と，特別に温めも冷やしもしない漢方薬となる．腹部の所見にも特別なものはない．六病位も該当生薬がなく少陽病となる．

ワンポイント・アドバイス
立効散⑩の保険病名は抜歯後の疼痛と歯痛である．この薬は食前または食間に口に含んでゆっくり服用すると書いてある．おもしろい薬だ．口腔内の炎症部位や虫歯に直接作用すると思っているのだろう．細辛には痛み止めの作用もある．細辛を含む漢方薬は，小青竜湯⑲，麻黄附子細辛湯⑰，当帰四逆加呉茱萸生姜湯㊳，立効散⑩，苓甘姜味辛夏仁湯⑲である．
ちなみに漢方薬は，立効散⑩以外はそのままふつうに内服する．口に含んでゆっくりと服用といった特別な記載はない．内服するのであれば，温かいお湯に溶かしたほう（温服）が，粉のまま飲むよりはより有効であろうと思われている．そして，真武湯㉚を慢性下痢に使用するときは，アツアツのお湯にして飲むほう（熱服）が効果的といわれている．過去の経験値である．実際に本当かどうかは定かではないが，無効なときは試してみれば良い．

原典
「衆方規矩」曲直瀬道三（1507～1594）

勿誤薬室方函口訣 抜粋・飛訳
記載なし

111 清心蓮子飲
（せいしんれんしいん）

3秒ルールでは	
生薬構成 9種類	麦門冬 4,　茯苓 4,　　蓮肉 4, 黄芩 3,　　車前子 3,　人参 3, 黄耆 2,　　地骨皮 2,　甘草 1.5
15分類チャート	参耆剤❺（体力・気力をつける）
生薬での方向性	泌尿器用（車前子）・呼吸器用（麦門冬）
虚　実	虚証向　（簡易版　0.0） 　　　　　精密版 −1.0
寒　熱	中間（人参・黄芩）
気・血・水	❶気（人参・麦門冬）・血（黄耆）
気逆・気うつ・気虚・血虚・瘀血・水毒	気虚（人参・黄耆）
腹　診	なし
六病位	少陽病 （❺黄芩ほか）→白苔の舌 　　　　　　　→中間の脈

漢方医レベル ← 虚実〜気逆…水毒
達人レベル ← 腹診〜六病位

参耆剤の泌尿器バージョン

保険病名

全身倦怠感があり，口や舌が乾き，尿が出しぶるものの次の諸症：残尿感，頻尿，排尿痛

こんな症状にも

冷え症，神経症，慢性膀胱炎，疲れ

ルールからイメージできる典型的患者像

分類チャートからは人参と黄耆があるので，参耆剤に分類できる．生薬の方向性からは車前子があるので泌尿器用とわかり，麦門冬があるので呼吸器にも有効となる．虚実スコアでは簡易版で黄芩と人参があるのでプラスマイナスゼロになる．精密版の虚実スコアでは黄耆が加わるので，－1点となる．虚弱な人向けと判断できる．寒熱のルールは人参と黄芩があるので，特別温めも冷やしもしない漢方薬となる．六病位のルールからは，麦門冬や黄芩があるので少陽病期に分類する．よって舌は厚い白苔で脈は浅くも深くもなく触れる状態（中間）が典型的な所見になる．

ワンポイント・アドバイス

八味地黄丸❼や牛車腎気丸⑩よりも虚弱な人向けが清心蓮子飲⑪と思っているが，残念ながら虚実ルールの精密版でも，前者2つが－1.5点，一方後者が－1点となり，整合性があわない．生薬の分量を加味していない以上ある程度の限界はある．

原典

「和剤局方（1107）」陳師文ら

勿誤薬室方函口訣　抜粋・飛訳

清心蓮子飲は上焦の虚熱で，下腹部が虚し，精神的な尿意頻数（気淋），尿の白濁などの症状を治す．夢精（遺精）の症状は桂枝加竜骨牡蛎湯などを用いて効果がないときは上盛下虚に属す．この処方が効く．もし炎症性で妄夢失精するときは竜胆瀉肝湯が効く．

112 猪苓湯合四物湯
（ちょれいとうごうしもつとう）

3秒ルールでは	
生薬構成 9種類	地黄 3, 芍薬 3, 川芎 3, 沢瀉 3, 猪苓 3, 当帰 3, 茯苓 3, 阿膠 3, 滑石 3
15分類チャート	四物湯類❻（貧血様症状を補う） 利水剤❾（水のアンバランスを改善）
生薬での方向性	止血（阿膠）
虚 実	虚証向　（簡易版－1.0） 　　　　　精密版－1.0
寒 熱	❷中間（当帰・地黄）
気・血・水	❶血（地黄・川芎・当帰） 　水（猪苓・沢瀉）
気逆・気うつ・気虚・血虚・瘀血・水毒	水毒（茯苓・沢瀉・猪苓）
腹 診	なし
六病位	少陽病 （❺猪苓）→白苔の舌 　　　　　→中間の脈

（漢方医レベル／達人レベル）

猪苓湯＋四物湯で慢性の膀胱疾患に

保険病名
皮膚が枯燥し，色つやの悪い体質で胃腸障害のない人の次の諸症：排尿困難，排尿痛，残尿感，頻尿

こんな症状にも
尿道炎，膀胱炎，前立腺炎，原因不明の泌尿器症状

ルールからイメージできる典型的患者像
猪苓湯合四物湯⑫は猪苓湯⑳＋四物湯㉑である．よって分類チャートからは当然ながら四物湯㉑類で，また沢瀉，猪苓，茯苓があるので利水剤である．生薬の方向性からは阿膠があるので止血効果があるとわかる．虚実スコアは当帰が該当し，簡易版・精密版とも−1点になる．寒熱はファーストステップに該当するものはなく，セカンドステップで温める当帰と冷やす地黄があるので中間となる．腹部所見に特別なものはない．また猪苓があるので少陽病期になり，舌の所見は厚い白苔で脈は浅くも深くもなく触れる状態（中間）が典型的所見になる．

ワンポイント・アドバイス
猪苓を含む漢方薬は6処方で，胃苓湯⑯，茵蔯五苓散⑰，五苓散⑰，柴苓湯⑭，猪苓湯⑳，猪苓湯合四物湯⑫である．すべて猪苓湯⑳または五苓散⑰，またはそれらに何かを加えたものである．猪苓に利水効果を期待しているのなら，なぜ猪苓は五苓散⑰と猪苓湯⑳以外の漢方薬で使用されないのだろう．一方で猪苓湯⑳と五苓散⑰にともに含まれている茯苓は46処方に使用されているし，沢瀉も14処方に使用されている．僕には不思議に思えてならない．

原典
原典不詳．日本で創作された処方．

勿誤薬室方函口訣　抜粋・飛訳
記載なし

113 三黄瀉心湯(さんおうしゃしんとう)

3秒ルールでは	
生薬構成 3種類	黄芩 3, 黄連 3, 大黄 3
15分類チャート	瀉心湯類❸（気を鎮める, 抗炎症） 大黄剤⓬（下剤, 鎮静, 血の溜まり）
生薬での方向性	なし
虚 実	実証向　（簡易版　2.0） 　　　　　精密版　3.0
寒 熱	❶強く冷やす（黄連）
気・血・水	❶気（黄連）・血（大黄）
気逆・気うつ・ 気虚・血虚・ 瘀血・水毒	気逆（黄連）
腹 診	心下痞鞕（黄連）
六病位	少陽病 （❺黄連ほか）─┬─▶白苔の舌（稀に黄苔） 　　　　　　　　└─▶中間の脈

（漢方医レベル／達人レベル）

黄連解毒湯+大黄みたいなイメージ

保険病名 比較的体力があり，のぼせ気味で，顔面紅潮し，精神不安で，便秘の傾向のあるものの次の諸症：
高血圧の随伴症状（のぼせ，肩こり，耳なり，頭重，不眠，不安），鼻血，痔出血，便秘，更年期障害，血の道症

こんな症状にも 動脈硬化，脳出血，口臭，難聴，統合失調症

ルールからイメージできる典型的患者像

三黄瀉心湯⑬は3つの構成生薬からなる漢方薬である．分類チャートからは黄芩と黄連があるので瀉心湯とわかる．生薬の方向性に該当するものはない．虚実スコアでは簡易版で，黄連と黄芩があるので+2点となり，精密版では大黄が加わるので+3点となる．寒熱のルールからは黄連があるので冷やす漢方薬とわかる．黄連は精神的にキレやすい状態（気逆）に有効で，腹部所見では心窩部の圧痛（心下痞鞕）を認めることが処方選択のヒントになる．黄連や黄芩があれば少陽病期となり，舌は厚い白苔で脈は浅くも深くもなく触れる状態（中間）となる．舌苔は黄連があるときには黄色みが強いこともある．

ワンポイント・アドバイス

三黄瀉心湯⑬（黄連・黄芩・大黄）は，黄連解毒湯⑮（黄連・黄芩・黄柏・山梔子）の便秘の人向けのイメージである．2つを比較すると黄連と黄芩が共通にて，大黄＝黄柏+山梔子となる．黄連解毒湯⑮加大黄という処方ではなく，敢えて黄柏と山梔子を抜いて大黄を入れたことに非常に興味を持つ．黄柏と山梔子の存在が大黄の作用には邪魔をするのではとも思ってしまう．

原典

「金匱要略（3世紀）」張仲景（150?〜219）

勿誤薬室方函口訣　抜粋・飛訳

三黄瀉心湯は横隔膜より上（上焦）の瀉下の剤である．その応用は広い．心下痞し，是を按じて軟なるをいうが目的なり．

114 柴苓湯（さいれいとう）

3秒ルールでは	
生薬構成 12種類	柴胡 7, 沢瀉 5, 半夏 5, 黄芩 3, 蒼朮 3, 大棗 3, 猪苓 3, 人参 3, 茯苓 3, 甘草 2, 桂皮 2, 生姜 1
15分類チャート	柴胡剤❷（慢性期用・抗炎症） 四君子湯類❹（気力をつける） 利水剤❾（水のアンバランスを改善）
生薬での方向性	なし

漢方医レベル	虚 実	虚証向（簡易版 0.0） 精密版 −0.5
	寒 熱	❷温める（桂皮・人参・黄芩）
	気・血・水	❶気（人参・桂皮・柴胡） 　水（蒼朮・猪苓・沢瀉・半夏）
	気逆・気うつ・ 気虚・血虚・ 瘀血・水毒	気逆（桂皮）・気虚（四君子湯） 水毒（茯苓・沢瀉・猪苓・蒼朮）

達人レベル	腹 診	胸脇苦満（柴胡）
	六病位	少陽病 （❺柴胡ほか）━┳━白苔の舌 　　　　　　　　┗━中間の脈

五苓散＋小柴胡湯で四君子湯の君薬を含有

保険病名
吐き気，食欲不振，のどのかわき，排尿が少ないなどの次の諸症：水瀉性下痢，急性胃腸炎，暑気あたり，むくみ

こんな症状にも
妊娠中毒症，不育症，ケロイド，中耳炎，難聴，潰瘍性大腸炎，黄斑浮腫

ルールからイメージできる典型的患者像
柴苓湯⑭は小柴胡湯⑨と五苓散⑰を合わせたものである．分類チャートからは柴胡があるので柴胡剤，茯苓・蒼朮・沢瀉・猪苓・半夏があるので利水剤，そして蒼朮・茯苓・甘草・人参があるので四君子湯㊄類にも入る．虚実スコアは簡易版では人参と黄芩でプラスマイナスゼロになり，精密版では桂皮があるので−0.5点になる．小柴胡湯⑨が中肉中背からやや華奢なタイプが典型的イメージとなる．寒熱のルールは，黄芩，桂皮，人参に着目すると温めるものとなる．腹部の所見は柴胡があるので，肋骨弓下の圧痛（胸脇苦満）が処方選択のヒントになる．六病位は柴胡に着目し，少陽病に該当し，舌は白い白苔，脈は浅くも深くもなく触れる状態（中間）とわかる．

ワンポイント・アドバイス
柴苓湯⑭は保険適用漢方エキス剤ではもっとも高価な薬である．その点保険で査定されやすい．保険適用エキス剤はしっかりと保険病名と整合性を合わせて使用する．漢方は体全体を治すので，保険病名が主症状である必要はない．

原典
「世医得効方（1337）」危亦林（1277～1347）

勿誤薬室方函口訣 抜粋・飛訳
柴苓湯は小柴胡湯の適応症で，咽が渇いて下痢（煩渇下痢）する者を治す．夏の流行病（暑疫）にも有効である．

115 胃苓湯（いれいとう）

3秒ルールでは

生薬構成 11種類	厚朴 2.5, 蒼朮 2.5, 沢瀉 2.5, 猪苓 2.5, 陳皮 2.5, 白朮 2.5, 茯苓 2.5, 桂皮 2, 生姜 1.5, 大棗 1.5, 甘草 1
15分類チャート	利水剤❾（水のアンバランスを改善） 気剤⓮（気をめぐらせる）
生薬での方向性	消化器用（陳皮）

漢方医レベル

虚 実	虚証向　（簡易版　0.0） 　　　　　精密版 −0.5
寒 熱	❷温める（桂皮）
気・血・水	❶気（桂皮・厚朴） 　水（蒼朮・白朮・猪苓・沢瀉）
気逆・気うつ・ 気虚・血虚・ 瘀血・水毒	気逆（桂皮）・気うつ（厚朴） 水毒（茯苓・沢瀉・蒼朮・白朮・猪苓）

達人レベル

腹 診	なし
六病位	少陽病 （❺猪苓ほか）─┬─▶白苔の舌 　　　　　　　　└─▶中間の脈

平胃散＋五苓散で胃腸用五苓散のイメージ

保険病名

水瀉性の下痢，嘔吐があり，口渇，尿量減少を伴う次の諸症：食あたり，暑気あたり，冷え腹，急性胃腸炎，腹痛

こんな症状にも

慢性胃炎，熱中症

ルールからイメージできる典型的患者像

胃苓湯(115)は平胃散(79)と五苓散⑰を合わせたものである．分類チャートからは厚朴があるので気剤の範疇に入り，また茯苓・猪苓・沢瀉・蒼朮があるので利水剤にもなる．生薬の方向性からは陳皮があるので消化器用とわかる．虚実スコアでは簡易版では該当するものがなく，精密版では桂皮が該当し－0.5 点になる．寒熱のルールではファーストステップに該当がなく，セカンドステップで桂皮が該当し，オートマチックに温める漢方薬となる．腹部所見に特別なものはない．厚朴や猪苓，陳皮があるので少陽病とわかる．よって舌は厚い白苔で，脈は浅くも深くもなく触れる状態（中間）となる．

ワンポイント・アドバイス

胃苓湯(115)は平胃散(79)＋五苓散⑰である．純粋に足し合わせたものだ．僕が気になるのは，なぜ散と散を合わせると湯にする必要があるのかだ．湯は煎じて滓をすてて液を内服する．散は生薬を粉々にして全体を飲み込む．11 種類の胃苓湯(115)を散として飲むのは分量が多すぎるのかもしれない．煎じたものと，全体を飲むのでは薬効が当然に違うと思うのだが，余計なお世話だろうか．

原典

「万病回春（1587)」龔廷賢（1522～1619)

勿誤薬室方函口訣　抜粋・飛訳

胃苓湯は平胃散と五苓散を合わせたものにて，食事で胃腸障害（水飲）を生じた者に適応がある．

116 茯苓飲合半夏厚朴湯

3秒ルールでは	
生薬構成 9種類	半夏 6, 茯苓 5, 蒼朮 4, 厚朴 3, 陳皮 3, 人参 3, 蘇葉 2, 枳実 1.5, 生姜 1
15分類チャート	利水剤❾（水のアンバランスを改善） 気剤⓮（気をめぐらせる）
生薬での方向性	消化器用（陳皮）
虚 実	虚証向　（簡易版−1.0） 　　　　　精密版−1.0
寒 熱	❷温める（人参）
気・血・水	❶気（人参・蘇葉・厚朴） 水（蒼朮・半夏）
気逆・気うつ・ 気虚・血虚・ 瘀血・水毒	気うつ（厚朴・蘇葉） 水毒（茯苓・陳皮・蒼朮）
腹 診	なし
六病位	少陽病 （❺陳皮ほか）─▶白苔の舌 　　　　　　　　─▶中間の脈

漢方医レベル／達人レベル

茯苓飲＋半夏厚朴湯で咽や胃が詰まった気がするときに

保険病名
気分がふさいで，咽喉，食道部に異物感があり，時に動悸，めまい，嘔気，胸やけなどがあり，尿量の減少するものの次の諸症：不安神経症，神経性胃炎，つわり，溜飲，胃炎

こんな症状にも
ぜんそく，呑気症

ルールからイメージできる典型的患者像
茯苓飲合半夏厚朴湯⑯は，茯苓飲⑲と半夏厚朴湯⑯を合わせたものである．分類チャートからは半夏・茯苓・蒼朮があるので利水剤とわかり，厚朴があるので気剤の範疇にも入る．生薬の方向性からは陳皮に着目して消化器用となる．虚実スコアは人参があるので簡易版・精密版とも−1点となる．寒熱のルールも人参があるので温める漢方薬となる．腹部に特別な所見はない．六病位のルールからは厚朴，陳皮があるので少陽病用とわかり，舌は厚い白苔で，脈は浅くも深くもなく触れる状態（中間）が典型的所見である．

ワンポイント・アドバイス
○○合□□は，○○という漢方と□□という漢方の足し算である．一方で○○加△△は○○という漢方と△△という生薬の足し算である．漢方と漢方を足すときに，重複している生薬は多い分量で使用する．茯苓飲合半夏厚朴湯⑯では茯苓と生姜が共通している生薬であり，両方の漢方薬とも茯苓は5g，生姜は1gにて，2つ合わせても，10gと2gとはせずに，5gと1gとなる．つまり，茯苓飲⑲と半夏厚朴湯⑯を一緒に飲むのとは同じではない．

原典
原典不詳．日本で創作された処方．

勿誤薬室方函口訣　抜粋・飛訳
記載なし

117 茵蔯五苓散（いんちんごれいさん）

3秒ルールでは

生薬構成 6種類	沢瀉 6, 蒼朮 4.5, 猪苓 4.5, 茯苓 4.5, 茵陳蒿 4, 桂皮 2.5
15分類チャート	利水剤❾（水のアンバランスを改善）
生薬での方向性	黄疸用（茵陳蒿）

漢方医レベル

虚 実	虚証向　（簡易版　0.0） 　　　　　精密版 −0.5
寒 熱	❷温める（桂皮）
気・血・水	❶気（桂皮）・水（蒼朮・猪苓・沢瀉）
気逆・気うつ・ 気虚・血虚・ 瘀血・水毒	気逆（桂皮） 水毒（茯苓・沢瀉・猪苓・蒼朮）

達人レベル

腹 診	なし
六病位	少陽病 （❺猪苓）→白苔の舌（稀に黄苔） 　　　　　→中間の脈

252

茵蔯蒿湯の大黄なしバージョン

保険病名

のどが渇いて，尿が少ないものの次の諸症：
嘔吐，じんましん，二日酔のむかつき，むくみ

こんな症状にも

胆石症，胆嚢炎

ルールからイメージできる典型的患者像

茵蔯五苓散(117)は，五苓散⑰に茵蔯蒿を加えたものである．分類チャートから柴胡剤，茯苓・猪苓・沢瀉・蒼朮があるので利水剤とわかる．生薬の方向性からは茵蔯蒿があるので黄疸用となる．虚実スコアは簡易版では該当がなく，精密版では桂皮があるので－0.5 点となる．寒熱のルールも桂皮があるので温める漢方になる．桂皮はキレやすい状態（気逆）にも有効である．猪苓があるので，六病位のルールからは少陽病になる．舌は厚く白く，脈は浅くも深くもなく触れる状態（中間）が典型所見である．

ワンポイント・アドバイス

生薬が 1 つ加わって新しい漢方薬になるものは興味深い．その 1 つの生薬に強力な効果があることを示唆している．桂枝加芍薬湯(60)（芍薬），桂枝人参湯㉜（桂皮），五虎湯(95)（桑白皮），小建中湯(99)（膠飴），茵蔯五苓散(117)（茵蔯蒿），桂枝茯苓丸加薏苡仁(125)（薏苡仁），黄耆建中湯(98)（黄耆），当帰建中湯(123)（当帰），調胃承気湯(74)（芒硝）である．

原典「金匱要略（3 世紀）」張仲景（150？～219）

勿誤薬室方函口訣　抜粋・飛訳

茵蔯五苓散は，黄疸の軽いものに使用する．尿量減少を目標にする．もし熱があるときには，梔子柏皮湯や茵蔯蒿湯を選ぶべきである．また鉄欠乏性貧血（黄胖）には鉄砂散を併用すべきである．李東垣は，二日酔い（酒客病）にこの処方を用いた．汗が出て尿が出て楽になる．

118 苓姜朮甘湯
りょうきょうじゅつかんとう

3秒ルールでは	
生薬構成 4種類	茯苓 6, 乾姜 3, 白朮 3, 甘草 2
15分類チャート	利水剤❾ (水のアンバランスを改善)
生薬での方向性	なし
虚 実	虚証向 (簡易版　0.0) 精密版 −1.0
寒 熱	❶強く温める (乾姜)
気・血・水	❶水 (白朮・乾姜)
気逆・気うつ・気虚・血虚・瘀血・水毒	水毒 (茯苓・白朮)
腹 診	なし
六病位	太陰病 (❿乾姜) → 舌は薄白〜特異所見なし → 沈弱の脈

(漢方医レベル／達人レベル)

乾姜含有で下半身を強く温める漢方薬

保険病名

腰に冷えと痛みがあって，尿量が多い次の諸症：
腰痛，腰の冷え，夜尿症

こんな症状にも

冷え症，坐骨神経痛

ルールからイメージできる典型的患者像

苓姜朮甘湯(118)は，4つの構成生薬からなる漢方薬である．苓桂朮甘湯㊴の桂皮を乾姜に，そして蒼朮を白朮に代えたものが苓姜朮甘湯(118)である．傷寒論の時代は蒼朮も白朮も区別されていないので，桂皮と乾姜の入れ替えだけと思ってもOK．分類チャートからは茯苓と白朮があるので利水剤，生薬での方向性に該当生薬はなし．虚実スコアは簡易版には該当生薬なく，精密版では乾姜により−1点となる．寒熱のルールも乾姜に着目し強く温める漢方薬となる．腹部に特別の所見なく，六病位は乾姜があるので太陰病となる．

ワンポイント・アドバイス

苓姜朮甘湯(118)は苓桂朮甘湯㊴の桂皮を乾姜に替え，そして蒼朮を白朮に取り替えて新しい漢方薬になるものも興味深い．なぜ取り替える必然性があったのかということだ．単純に乾姜を加える場合との違いに興味がある．生薬1つを取り替えている漢方薬は，麻杏甘石湯(55)と麻杏薏甘湯(78)，麻黄湯㉗と麻杏甘石湯(55)，半夏瀉心湯⑭と黄連湯(120)である．

原典

「金匱要略（3世紀)」張仲景（150？〜219)

勿誤薬室方函口訣　抜粋・飛訳

苓姜朮甘湯は，別名腎着湯という．下部胸間の水分のアンバランスを整えるのに効果がある．長く腰が冷え帯下がある婦人には紅花を加えて与えるとさらに効果がある．

119 苓甘姜味辛夏仁湯（りょうかんきょうみしんげにんとう）

3秒ルールでは	
生薬構成 7種類	杏仁 4，半夏 4，茯苓 4，五味子 3，乾姜 2，甘草 2，細辛 2
15分類チャート	利水剤❾（水のアンバランスを改善）
生薬での方向性	呼吸器用（五味子） 鎮痛（細辛）
虚 実	虚証向　（簡易版　0.0） 　　　　精密版 −1.0
寒 熱	❶強く温める（乾姜）
気・血・水	❶水（半夏・五味子・細辛・杏仁）
気逆・気うつ・気虚・血虚・瘀血・水毒	水毒（茯苓・半夏）
腹 診	なし
六病位	太陰病 （❿乾姜）→舌は薄白〜特異所見なし 　　　　　→沈弱の脈

漢方医レベル / 達人レベル

小青竜湯の麻黄抜きイメージ

保険病名

貧血，冷え症で喘鳴を伴う喀痰の多い咳嗽があるもの．
気管支炎，気管支喘息，心臓衰弱，腎臓病

こんな症状にも

風邪，花粉症

ルールからイメージできる典型的患者像

分類チャートからは茯苓と半夏があるので利水剤となる．生薬の方向性からは五味子があるので呼吸器用とわかる．また細辛があり鎮痛作用となる．虚実スコアは簡易版では該当生薬がなく0点になり，精密版では乾姜の存在で−1点となる．寒熱のルールからは乾姜の存在からファーストステップでオートマチックに強く温める薬となる．気血水の分類をみると，水の生薬のみで血や気の生薬はない．腹部の所見は特別なものはない．他の病気に該当する生薬がなく，乾姜があるので太陰病向けの漢方薬とわかる．よって舌は薄い白苔か特別な所見のない状態で，脈は深く触れて細いものが典型的となる．

ワンポイント・アドバイス

苓甘姜味辛夏仁湯⑲は構成生薬をすべて列挙している．他に構成生薬を列挙しているものは，苓桂朮甘湯㊴，麻杏甘石湯㊶，芍薬甘草湯㊻，甘麦大棗湯㊼，麻杏薏甘湯㊽，大黄甘草湯㊾，苓姜朮甘湯⑱，麻黄附子細辛湯⑰である．小青竜湯⑨の麻黄抜き漢方薬のイメージである．

原典

「金匱要略（3世紀）」張仲景（150？〜219）

勿誤薬室方函口訣　抜粋・飛訳

苓甘姜味辛夏仁湯は，小青竜湯の「心下有水気」より変化してできた処方である．水分が心窩部に集まる（支飲）咳嗽に使用する．

120 黄連湯（おうれんとう）

3秒ルールでは	
生薬構成 7種類	半夏 6, 黄連 3, 乾姜 3, 甘草 3, 桂皮 3, 大棗 3, 人参 3
15分類チャート	なし
生薬での方向性	なし
虚 実	虚証向 　（簡易版　0.0） 　　　　　精密版 −1.5
寒 熱	❶中間（乾姜・黄連）
気・血・水	❶気（人参・桂皮・黄連） 　水（半夏・乾姜）
気逆・気うつ・ 気虚・血虚・ 瘀血・水毒	気逆（桂皮・黄連）
腹 診	心下痞鞕（黄連）
六病位	少陽病 （❺黄連）→白苔の舌 　　　　　→中間の脈

左側：漢方医レベル／達人レベル

半夏瀉心湯の黄芩を桂皮にチェンジ．典型的な舌は黄色とされている

保険病名
胃部の停滞感や重圧感，食欲不振のあるものの次の諸症：
急性胃炎，二日酔，口内炎

こんな症状にも
消化不良，胃もたれ，吐き気，口内炎

ルールからイメージできる典型的患者像
黄連湯⑫は半夏瀉心湯⑭の黄芩を桂皮に入れ替えたものである．分類チャートからは該当するものはない．生薬の方向性からも該当生薬はない．虚実スコアは簡易版では人参と黄連でプラスマイナスゼロ，精読版では乾姜と桂皮が加わるので−1.5点となる．寒熱はステップ1で強く温める乾姜と強く冷やす黄連があるので温めも冷やしもしない漢方薬となる．腹部所見は黄連があるので心窩部の圧痛（心下痞鞕）を認めることが典型的所見となる．黄連があれば，六病位のルールからは少陽病となる．よって舌の所見は白く厚い白苔，脈は浅くも深くもなく触れる状態（中間）となる．黄連があるときは，舌はやや黄色みを帯びることもある．

原典
「傷寒論（3世紀）」張仲景（150？〜219）

勿誤薬室方函口訣　抜粋・飛訳
黄連湯は，胸の中の熱（胸中之熱），食事による消化器疾患（胃中有邪気）が本来の目的である．この処方の舌は，奥ほど苔が厚く，少し黄色みを帯びている．舌が濡れていて，滑るような苔がある時は，腹痛がなくても，嘔気があり，他に効果的な治療がないときには，試してみる価値がある．腹痛があれば使用してみるべきである．この処方は，半夏瀉心湯の黄芩を桂枝に変えたものであるが，その効用は大いに異なる．甘草，乾姜，桂枝，人参を組み合わせているので，桂枝人参湯に近い．上半身が熱く下半身が冷たい症状（上熱下寒）に使用する．黄連が主薬であるからである．また，桂枝は腹痛に有効である．

121 三物黄芩湯 (さんもつおうごんとう)

3秒ルールでは	
生薬構成 3種類	地黄 6, 黄芩 3, 苦参 3
15分類チャート	なし
生薬での方向性	余分な熱を冷ます（苦参）
虚　実	実証向　（簡易版　1.0） 　　　　精密版　1.0
寒　熱	❷冷やす（地黄・黄芩）
気・血・水	❶血（地黄）
気逆・気うつ・気虚・血虚・瘀血・水毒	なし
腹　診	なし
六病位	少陽病 （❺黄芩）→白苔の舌 　　　　　→中間の脈

左側：漢方医レベル（虚実〜瘀血・水毒）／達人レベル（腹診・六病位）

地黄＋黄芩＋苦参で手足のほてりに著効

保険病名
手足のほてり

こんな症状にも
掌蹠膿疱症，不眠，皮膚掻痒症

ルールからイメージできる典型的患者像
三物黄芩湯⑫は３つの構成生薬からなる漢方薬である．分類チャートに該当するものはない．生薬の方向性からは苦参があるので余分な熱を冷ますとわかる．虚実スコアは黄芩があるので簡易版・精密版とも１点となる．寒熱のルールは黄芩と地黄があるので冷やす漢方薬とわかる．腹部所見に特別なものはない．黄芩があるので六病位のルールからは少陽病になる．

ワンポイント・アドバイス
苦参を含む漢方薬は，三物黄芩湯⑫と消風散㉒である．地黄が手足の火照りを鎮めることは，牛車腎気丸⑩や八味地黄丸⑦でも経験できる．

原典
「金匱要略（３世紀）」張仲景（150？〜219）

勿誤薬室方函口訣　抜粋・飛訳
三物黄芩湯は産後の衰弱（蓐労）に限らず，婦人の不定愁訴（血証）による頭痛に効く．また瘀血が慢性化し皮膚がカサカサし，顔が黒ずみやせ衰え，生理がなくなるような病態（乾血労）にも使用する．頭痛と胸苦しく発熱する状態（煩熱）が目標である．この症状は，一般に蓐労と言って，17，18歳の女子が多く患う．概して婦人で血証の熱が引かず，諸薬が有効でないときに使用する．旧友の尾台榕堂の長女が，産後に血熱が下がらず，午後に頭痛甚だしく，ほとんど蓐労の状態となった．私はこの処方を用いて，治すことができた．その後同じような症状がでるときは自ら調剤して飲んだということだ．

122 排膿散及湯(はいのうさんきゅうとう)

3秒ルールでは	
生薬構成 6種類	桔梗 4, 甘草 3, 枳実 3, 芍薬 3, 大棗 3, 生姜 1
15分類チャート	なし
生薬での方向性	排膿作用（桔梗）
虚 実	中間向　（簡易版　0.0） 　　　　　　精密版　0.0
寒 熱	中間（該当なし）
気・血・水	❷水（桔梗）
気逆・気うつ・ 気虚・血虚・ 瘀血・水毒	なし
腹 診	なし
六病位	少陽病 （❺桔梗）→白苔の舌 　　　　　→中間の脈

漢方医レベル / 達人レベル

排膿散＋排膿湯で肛門周囲膿瘍にも有効

保険病名

患部が発赤，腫脹して疼痛をともなった化膿症，瘍，癤，面疔，その他癤腫症

こんな症状にも

歯槽膿漏，肛門周囲膿瘍，麦粒症，治りにくい傷

ルールからイメージできる典型的患者像

分類チャートからは該当するものはない．生薬の方向性で桔梗があるので排膿作用とわかる．虚実スコアと寒熱のルールにも該当する生薬がないので，虚実点数はゼロ，温めたり冷やしたりする効果は特別に強くはないとわかる．腹部所見にも特別なものはない．桔梗があるので六病位のルールからは少陽病となり，舌は厚い白苔で，脈は浅くも深くもなく触れる状態（中間）であることが典型的所見となる．

ワンポイント・アドバイス

排膿散は枳実・芍薬・桔梗，排膿湯は甘草・桔梗・大棗・生姜である．これらを合わせたものが排膿散及湯(122)になる．排膿散と排膿湯にともに含まれているのは桔梗にて，桔梗に排膿作用があることを裏付ける．桔梗を含有する漢方薬は 12 処方あり，桔梗湯(138)，荊芥連翹湯㊿，五積散(63)，柴胡清肝湯(80)，十味敗毒湯⑥，小柴胡湯加桔梗石膏(109)，参蘇飲(66)，清上防風湯(58)，清肺湯(90)，竹茹温胆湯(91)，排膿散及湯(122)である．

原典

「吉益東洞経験方」吉益東洞（1702～1773）

勿誤薬室方函口訣　抜粋・飛訳

排膿散は，化膿創を排膿するのに有効である．桔梗と枳実を合わせているところに処方の妙がある．枳実を発散に使用し，当帰を下気に使用するのは古い本草の説である．湯にする場合は排膿湯と合わせるとよい（＝排膿散及湯）．

123 当帰建中湯 (とうきけんちゅうとう)

3秒ルールでは

生薬構成 6種類	芍薬 5, 桂皮 4, 大棗 4, 当帰 4, 甘草 2, 生姜 1
15分類チャート	温性駆瘀血剤⓫（血の溜まりを改善） 桂枝湯類⓭（漢方の基本処方）
生薬での方向性	なし

漢方医レベル

虚 実	虚証向	（簡易版−1.0） 精密版−1.5
寒 熱	❷温める（桂皮・当帰）	
気・血・水	❶気（桂皮）・血（当帰）	
気逆・気うつ・ 気虚・血虚・ 瘀血・水毒	気逆（桂皮）	

達人レベル

腹 診	小腹鞭満（当帰あり地黄なし） 腹直筋の攣急（芍薬 4g 以上＋甘草）
六病位	太陰病 ❻桂枝湯をパス, → 舌は薄白〜特異所見なし ❿当帰 → 沈弱の脈

桂枝加芍薬湯＋当帰で超虚弱者向けの駆瘀血剤

保険病名
疲労しやすく，血色のすぐれないものの次の諸症：
月経痛，下腹部痛，痔，脱肛の痛み

こんな症状にも
月経不順，月経困難症，坐骨神経症，不妊，流産

ルールからイメージできる典型的患者像
分類チャートからは桂枝湯㊺の骨格を有することから桂枝湯㊺類となる．また当帰があって地黄がないので温性駆瘀血剤の範疇に入る．建中湯となっているが膠飴は処方上は含まれていない．生薬の方向性に該当するものはない．虚実スコアでは当帰があるので，簡易版では－1点，精密版では桂皮も加わり－1.5点となる．桂皮があるのでキレやすい状態（気逆）にも有効とわかる．寒熱はファーストステップで該当するものはなく，セカンドステップで桂皮と当帰で温める漢方薬となる．腹部所見は，芍薬と甘草があり，かつ芍薬が4g以上にて腹直筋の攣急（過度の緊張）が処方選択のヒントになる．桂枝湯㊺骨格であるが太陽病をパスして，六病位のルールからは当帰があるので太陰病に分類される．よって，舌は薄く白く，そして脈は深く触れて細くなる．

ワンポイント・アドバイス
当帰建中湯⑫㉓に膠飴は構成生薬上は含まれていないが，賦形剤として乳糖ではなく，実は飴が使用されている．また，ツムラ保険適用漢方薬の膠飴は実は飴を使用している．よって，当帰建中湯⑫㉓には膠飴が含まれていると思ってもよい．

原典
「金匱要略（3世紀）」張仲景（150？～219）

勿誤薬室方函口訣　抜粋・飛訳
当帰建中湯については，小建中湯の項で詳細に述べる．地黄と阿膠を加えて，去血過多に用いれば十全大補湯よりも有効である．

124 川芎茶調散 (せんきゅうちゃちょうさん)

3秒ルールでは

生薬構成 9種類	香附子 4, 川芎 3, 羌活 2, 荊芥 2, 薄荷 2, 白芷 2, 防風 2, 甘草 1.5, 茶葉 1.5
15分類チャート	気剤⑭（気をめぐらせる）
生薬での方向性	皮膚科用（荊芥）
虚 実	中間向　（簡易版　0.0） 　　　　　精密版　0.0
寒 熱	中間（該当なし）
気・血・水	❶気（香附子）・血（川芎）
気逆・気うつ・ 気虚・血虚・ 瘀血・水毒	気うつ（香附子）
腹 診	なし
六病位	太陽病 （❼香附子）→舌の所見なし 　　　　　　→浮弱の脈

漢方医レベル / 達人レベル

茶葉を含む漢方薬，風邪の諸症状に

保険病名

かぜ，血の道症，頭痛

こんな症状にも

鼻づまり，めまい，気管支炎

ルールからイメージできる典型的患者像

分類チャートからは香附子があるので気剤の範疇に入る．生薬の方向性からは荊芥があるので，皮膚疾患にも有効とわかる．虚実スコアでは該当生薬がなく簡易版・精密版とも 0 点になる．寒熱のルールも該当するものがなく，強く温めも冷ましもしない漢方薬とわかる．香附子があるのでウツウツ気分（気うつ）に有効とわかる．寒熱はファーストステップ，セカンドステップとも該当する生薬がなく中間である．腹部に特別な所見はない．六病位のルールからは香附子があるので太陽病に分類される．よって舌に著変はなく脈は軽く触れて触るが弱い状態が典型所見とわかる．

六病位のルールからは，少陰病や陽明病にオートマチックに分類されない．そして少陽病に該当する生薬のどれも含まない．また実証向け駆瘀血剤でもない．それゆえ，次のステップで香附子を含むので太陽病となる．

ワンポイント・アドバイス

香附子は香蘇散(70)，滋陰至宝湯(92)，川芎茶調散(124)，竹筎温胆湯(91)，二朮湯(88)，女神散(67)の 6 処方に含まれている．香附子の存在で太陽病に分類されるのは川芎茶調散(124)，香蘇散(70)である．竹筎温胆湯(91)と二朮湯(88)，女神散(67)は少陽病，滋陰至宝湯(92)は例外的に太陰病である．

原典

「和剤局方（1107)」陳師文ら

勿誤薬室方函口訣　抜粋・飛訳

記載なし

125 桂枝茯苓丸加薏苡仁

けいしぶくりょうがんかよくいにん

3秒ルールでは		
生薬構成 6種類		薏苡仁10, 桂皮4, 芍薬4, 桃仁4, 茯苓4, 牡丹皮4
15分類チャート		駆瘀血剤⑩(血の溜まりを改善する)
生薬での方向性		抗炎症作用(薏苡仁)
漢方医レベル	虚　実	実証向(簡易版 0.0) (精密版 0.5)
漢方医レベル	寒　熱	❷温める(桂皮)
漢方医レベル	気・血・水	❶気(桂皮)・血(桃仁・牡丹皮) 水(薏苡仁)
漢方医レベル	気逆・気うつ・気虚・血虚・瘀血・水毒	気逆(桂皮) 瘀血(桃仁・牡丹皮)
達人レベル	腹　診	小腹鞕満(桃仁・牡丹皮)
達人レベル	六病位	少陽病 (❹桃仁＋牡丹皮)→白苔の舌 →中間の脈

桂枝茯苓丸＋薏苡仁で皮膚病変に有効

保険病名

比較的体力があり，ときに下腹部痛，肩こり，頭重，めまい，のぼせて足冷えなどを訴えるものの次の諸症：
月経不順，血の道症，にきび，しみ，手足のあれ

こんな症状にも

頭痛，神経痛，筋肉痛，皮膚病変，いぼ

ルールからイメージできる典型的患者像

桂枝茯苓丸加薏苡仁㉕は桂枝茯苓丸㉕に薏苡仁を加えた漢方薬である．分類チャートからは桃仁と牡丹皮があるので駆瘀血剤となる．生薬の方向性からは薏苡仁があるので，抗炎症作用があると理解できる．虚実スコアは簡易版では該当生薬がなく０点，精密版では桃仁が１点で桂皮が－0.5点にて合計で0.5点になる．腹部所見は，虚実スコアから中肉中背からややがっちりタイプとなるので，平均以上の皮膚と皮下組織の張りがあり，かつ桃仁と牡丹皮があるので下腹部の圧痛（小腹鞭満）が処方選択のヒントになる．桃仁と牡丹皮があるので，六病位のルールからは少陽病となる．よって，舌は厚い白苔で，脈は浅くも深くもなく触れる状態（中間）であることが典型所見となる．

ワンポイント・アドバイス

桂枝茯苓丸㉕に薏苡仁を加えた生薬構成であるが，実は桂枝茯苓丸㉕の構成生薬の分量が異なる．桂枝茯苓丸㉕では構成生薬である桂皮・芍薬・桃仁・牡丹皮・茯苓は各３gであるが，桂枝茯苓丸加薏苡仁⑫㉕ではそれぞれが各４gである．どれだけの違いがあるのか不明だが面白い．

原典

「金匱要略（3世紀）」張仲恵（150？〜219）

勿誤薬室方函口訣　抜粋・飛訳

記載なし

126 麻子仁丸（ましにんがん）

3秒ルールでは	
生薬構成 6種類	麻子仁 5，大黄 4，枳実 2， 杏仁 2，厚朴 2，芍薬 2
15分類チャート	大黄剤⑫（下痢，鎮静，血の溜まり） 気剤⑭（気をめぐらせる）
生薬での方向性	下剤用（麻子仁）
虚　実	実証向　（簡易版　0.0） 　　　　　精密版　1.0
寒　熱	❷冷やす（大黄）
気・血・水	❶気（厚朴）・血（大黄）・水（杏仁）
気逆・気うつ・ 気虚・血虚・ 瘀血・水毒	気うつ（厚朴）
腹　診	なし
六病位	少陽病 （❺厚朴）→白苔の舌 　　　　　→中間の脈

←漢方医レベル→　←達人レベル→

大黄を含む優しい下剤，高齢者にも安心して使用

保険病名
便秘

こんな症状にも
腹部膨満感

ルールからイメージできる典型的患者像
分類チャートからは大黄があるので大黄剤の範疇に入る．また厚朴もあるので気剤の性格も持つ．生薬の方向性からは麻子仁があるので下剤用とわかる．虚実スコアでは該当するものがないので簡易版・精密版とも0点である．虚実を問わず広く使用可能と推測できる．寒熱のルールは大黄があるので冷やす漢方薬となる．腹部に特別な所見はない．六病位のルールからは厚朴があるので少陽病になる．舌は厚い白苔で，脈は浅くも深くもなく触れる状態（中間）であることが典型所見となる．

ワンポイント・アドバイス
麻子仁丸126は潤腸湯51と並んで，大黄剤であるが比較的虚弱な人でも使用可能である．よって虚実点数が0点といったイメージで間違いない．あまりにも虚弱な人では，大黄で腹痛を生じる．またあまりにも筋肉質の人では気持ちいい排便を望むので，大黄に芒硝を加えた承気湯類の方が喜ばれることが多い．
瀉下作用がメインの漢方薬では大黄を虚実スコアで+1点にカウントすると少々，がっちりタイプに向かい過ぎる傾向になる．麻子仁丸126や大黄甘草湯84が+1点，桂枝加芍薬大黄湯134が+0.5になってしまう．上記3つは0点から-0.5点のイメージである．

原典
「傷寒論，金匱要略（3世紀）」張仲景（150？～219）

勿誤薬室方函口訣　抜粋・飛訳
記載なし

127 麻黄附子細辛湯

3秒ルールでは	
生薬構成 3種類	麻黄 4，細辛 3，附子 1
15分類チャート	麻黄剤❶（急性期用・鎮痛） 附子剤❽（冷えている状態に）
生薬での方向性	鎮痛（細辛）
虚　実	実証向　（簡易版　0.0） 　　　　　精密版　1.0
寒　熱	❶強く温める（附子）
気・血・水	❶水（細辛）
気逆・気うつ・気虚・血虚・瘀血・水毒	なし
腹　診	なし
六病位	少陰病 （❶麻黄附子細辛湯）→舌は薄白～特異所見なし 　　　　　　　　　　→沈弱の脈

漢方医レベル ／ 達人レベル

麻黄＋附子＋細辛，最も優しい麻黄剤

保険病名
悪寒，微熱，全身倦怠，低血圧で頭痛，めまいあり，四肢に疼痛冷感あるものの次の諸症：
感冒，気管支炎

こんな症状にも
冷え症，三叉神経痛，帯状疱疹後神経痛，花粉症

ルールからイメージできる典型的患者像
麻黄附子細辛湯⑫は3つの構成生薬からなる漢方薬であり，構成生薬をすべて列挙している．分類チャートからは麻黄の存在から麻黄剤となる．生薬での方向性は細辛があるので鎮痛作用をイメージできる．虚実スコアでは簡易版では麻黄と附子が該当しプラスマイナスゼロになる．精密版の虚実スコアでは麻黄を2点にカウントするので，附子が－1点で，合計で1点となる．寒熱のルールからファーストステップに附子があるのでオートマチックに熱薬とわかる．腹部所見に特別なものはない．麻黄附子細辛湯⑫は少陰病と覚える．

ワンポイント・アドバイス
もっとも優しい麻黄剤といわれるものが麻黄附子細辛湯⑫であるが，麻黄の含有量は1日量4gで，葛根湯❶や小青竜湯⑲の3gよりも多い．附子の存在が麻黄の副作用を軽減しているとも考えられる．漢方は足し算の叡智であることを理解するには適当な処方と思っている．

原典
「傷寒論（3世紀）」張仲景（150？～219）

勿誤薬室方函口訣　抜粋・飛訳
麻黄附子細辛湯は，少陰の表熱を治すものである．概して寒邪の病気のなり始めを治療しそこねて，虚労の状態（労状）となった者を治すことがある．

128 啓脾湯(けいひとう)

3秒ルールでは	
生薬構成 9種類	蒼朮 4，茯苓 4，山薬 3， 人参 3，蓮肉 3，山査子 2， 沢瀉 2，陳皮 2，甘草 1
15分類チャート	四君子湯類❹（気力をつける） 利水剤❾（水のアンバランスを改善）
生薬での方向性	消化器用（陳皮）
虚　実	虚証向　（簡易版－1.0） 　　　　精密版－1.0
寒　熱	❷温める（人参）
気・血・水	❶気（人参）・水（蒼朮・沢瀉）
気逆・気うつ・ 気虚・血虚・ 瘀血・水毒	気虚（四君子湯） 水毒（茯苓・蒼朮・沢瀉）
腹　診	なし
六病位	少陽病 （❺陳皮）→白苔の舌 　　　　　→中間の脈

←漢方医レベル→　←達人レベル→

消化不良の下痢に有効，実は四君子湯を含む

保険病名
やせて，顔色が悪く，食欲がなく，下痢の傾向があるものの次の諸症：
胃腸虚弱，慢性胃腸炎，消化不良，下痢

こんな症状にも
胃もたれ，急性胃腸炎

ルールからイメージできる典型的患者像
分類チャートからは人参・茯苓・蒼朮・甘草があるので四君子湯 75 類の範疇に入り，茯苓・蒼朮・沢瀉があるので利水剤にも含まれる．また生薬の方向性からは陳皮があるので消化器用とイメージできる．虚実スコアでは人参があるので簡易版・精密版とも－1点となる．四君子湯 75 を含んでいるので気力がない状態（気虚）にも有効である．腹部に特別な所見はない．六病位のルールからは陳皮があれば少陽病となるので，舌は厚い白苔，脈は浅くも深くもなく触れる状態（中間）が典型的所見となる．
六病位のルールからは，少陰病に分類される真武湯 30 でも麻黄附子細辛湯 127 ではなく，陽明病に分類される白虎加人参湯 34 でも茵蔯蒿湯 135，大黄・芒硝含有漢方薬でもない．そして少陽病に該当する陳皮があるので少陽病となる．

ワンポイント・アドバイス
下痢便に用いることがある啓脾湯 128 だが，啓脾湯 128 は不消化便に有効といわれる．急性下痢には半夏瀉心湯 14 や五苓散 17，慢性下痢には真武湯 30 や人参湯 32 が有効なことが多い．桂枝加芍薬湯 60 や大建中湯 100 が著効することもある．

原典
「万病回春（1587）」龔廷賢（1522〜1619）

勿誤薬室方函口訣　抜粋・飛訳
記載なし

133 大承気湯（だいじょうきとう）

3秒ルールでは	
生薬構成 4種類	厚朴 5, 枳実 3, 大黄 2, 芒硝 1.3
15分類チャート	承気湯類⑫（下剤，鎮静，血の溜まりを改善） 気剤⑭（気をめぐらせる）
生薬での方向性	なし
虚 実	実証向　（簡易版　0.0） 　　　　　精密版　2.0
寒 熱	❷冷やす（大黄）
気・血・水	❶気（厚朴）・血（大黄）
気逆・気うつ・気虚・血虚・瘀血・水毒	気うつ（厚朴）
腹 診	なし
六病位	陽明病 （❸大黄＋芒硝）──▶黄苔の舌 　　　　　　　　　└▶沈実の脈

漢方医レベル／達人レベル

がっちりタイプの下剤，昔は幅広く諸病に使用

保険病名

腹部がかたくつかえて，便秘するもの，あるいは肥満体質で便秘するもの．常習便秘，急性便秘，高血圧，神経症，食当り

こんな症状にも

うつ病，不眠

ルールからイメージできる典型的患者像

分類チャートからは大黄と芒硝があるので承気湯類になり，また厚朴があるので気剤の範疇にも入る．生薬の方向性では該当するものはない．虚実スコアでは簡易版で該当生薬がなく0点，精密版では大黄と芒硝が該当し+2点となる．寒熱のルールでは大黄があるので冷やす漢方薬となる．腹部はがっちりタイプのお腹で便秘傾向以外には特別な所見はない．六病位のルールからは承気湯類は陽明病に分類される．

ワンポイント・アドバイス

簡易版の虚実スコアは極めて簡潔にまとめているので，承気湯類などでは整合性がなくなる．そんな欠点を補うために精密版がある．承気湯類は通常はがっちりタイプが典型的なイメージである．簡易版で考えて，おかしいときには精密版を使用すればよい．また慣れてくると，大切な生薬が自然と身につくので，ルールに戻るまでもなく生薬から漢方の概略がイメージできるようになる．

原典

「傷寒論，金匱要略（3世紀）」張仲景（150？〜219）

勿誤薬室方函口訣　抜粋・飛訳

大承気湯は，邪気が胃に入り食物と合わさって塊状になっているもの（胃実）を治す．承気は順気の意味で，気の凝結が甚だしいものを活用することにある．当帰を加えて発狂を治し，乳香を加えて痔痛を治し，人参を加えて消化器の状態を向上させる．また四逆湯と合わせて温めて下す働きとなる．妙用変化は自由自在である．

134 桂枝加芍薬大黄湯

3秒ルールでは	
生薬構成 6種類	芍薬 6, 桂皮 4, 大棗 4, 甘草 2, 大黄 2, 生姜 1
15分類チャート	大黄剤⑫(下剤, 鎮静, 血の溜まりを改善) 桂枝湯類⑬(漢方の基本処方)
生薬での方向性	なし

漢方医レベル

	虚 実	実証向 (簡易版 0.0) 精密版 0.5
	寒 熱	❷中間(桂皮・大黄)
	気・血・水	❶気(桂皮)・血(大黄)
	気逆・気うつ・気虚・血虚・瘀血・水毒	気逆(桂皮)

達人レベル

	腹 診	腹直筋の攣急(芍薬 4g 以上+甘草)
	六病位	太陰病 ❻桂枝湯をパス → 舌は薄白〜特異所見なし ❾芍薬 5g 以上 → 沈弱の脈

温めて下す漢方薬

保険病名
比較的体力のない人で，腹部膨満し，腸内の停滞感あるいは腹痛などを伴なうものの次の諸症：
1. 急性腸炎，大腸カタル
2. 常習便秘，宿便，しぶり腹

こんな症状にも
腸管通過障害，過敏性腸症候群

ルールからイメージできる典型的患者像
桂枝湯㊺に芍薬を増量し，そして大黄を加えたものが桂枝加芍薬大黄湯⑬である．分類チャートからは桂枝湯㊺に分類され，また大黄があるので大黄剤の範疇にも入る．虚実スコアは簡易版では該当生薬がなく0点，精密版では桂皮が−0.5点で，大黄が1点にて合計で0.5点になる．寒熱のルールは桂皮と大黄があるのでプラスマイナスゼロで温めも冷やしもしない漢方薬となる．桂皮があるのでキレやすい状態（気逆）に有効である．腹部所見は，甘草があり芍薬が4g以上なので腹直筋の攣急（過緊張）が処方選択のヒントになる．桂枝湯㊺は太陽病であるが，これをパスして，芍薬が5g以上で太陰病とする．

ワンポイント・アドバイス
桂枝加芍薬大黄湯⑬は温下の祖剤といわれるので大黄がある割に温める作用があると考えればよい．

原典
「傷寒論（3世紀）」張仲景（150？〜219）

勿誤薬室方函口訣　抜粋・飛訳
桂枝加芍薬大黄湯は，温めて下す薬（温下の祖剤）である．温下の義は「金匱要略」で見られる．寒実の者は是非ともこの処方を使用すべきである．この処方は腹満時の痛みだけではなく，赤痢などの感染性の大腸炎（痢病）の熱が軽く，テネスムス（裏急後重）を伴う患者に有効である．

135 茵蔯蒿湯 (いんちんこうとう)

3秒ルールでは

生薬構成 3種類	茵蔯蒿 4, 山梔子 3, 大黄 1
15分類チャート	大黄剤⓬ (下剤, 鎮静, 血の溜まりを改善)
生薬での方向性	黄疸用 (茵蔯蒿)

漢方医レベル

虚 実	実証向	(簡易版　0.0) 精密版　1.0
寒 熱	❷冷やす (大黄)	
気・血・水	❶気 (山梔子)・血 (大黄)	
気逆・気うつ・気虚・血虚・瘀血・水毒	気逆 (山梔子)	

達人レベル

腹 診	なし
六病位	陽明病 (❷茵蔯蒿湯)─▶黄苔の舌 　　　　　　　└▶沈実の脈

黄疸の聖薬，そして大黄剤

保険病名
尿量減少，やゝ便秘がちで比較的体力のあるものの次の諸症：黄疸，肝硬変症，ネフローゼ，じんましん，口内炎

こんな症状にも
皮膚搔痒症，口渇，イライラ，便秘

ルールからイメージできる典型的患者像
茵蔯蒿湯135は３つの構成生薬からなる漢方薬である．分類チャートからは大黄があるので大黄剤に分類される．生薬の方向性からは茵蔯蒿の存在から黄疸用とイメージできる．虚実スコアは簡易版では該当生薬がなく０点，精密版では大黄の存在により１点となる．山梔子はキレやすい状態（気逆）に有効である．腹部は便秘の他は著明な所見はない．茵蔯蒿湯135は陽明病と覚えよう．よって舌は黄色で厚く，脈は深く触れて大きいイメージが典型的である．

ワンポイントアドバイス
茵蔯蒿湯135は大黄を含有しているので下痢傾向の人には使用できない．そんなときには茵蔯五苓散117を使用する．

原典
「傷寒論，金匱要略（３世紀）」張仲景（150？〜219）

勿誤薬室方函口訣　抜粋・飛訳
茵蔯蒿湯は，黄疸を治す聖剤である．世の中では黄疸の初期に茵蔯五苓散を用いると言われるが，それは間違いである．まず茵蔯蒿湯を用いて下をとってから，茵蔯五苓散を与えるべきである．茵蔯蒿は黄疸を治すことが主である．しかし消炎利水の効果（清熱利水）もあるので，黄疸のみにこだわってはならない．後世方の加味逍遙散や竜胆瀉肝湯の山梔子も消炎利水を主とするものである．茵蔯蒿湯を黄疸に使用するときは，陽明病期の腹満や尿の減少を目標に使用すべきである．もし心窩部が堅い患者は大柴胡湯加茵蔯蒿が効果がある．

136 清暑益気湯（せいしょえっきとう）

3秒ルールでは	
生薬構成 9種類	蒼朮 3.5,　人参 3.5,　麦門冬 3.5, 黄耆 3,　　陳皮 3,　　当帰 3, 黄柏 1,　　甘草 1,　　五味子 1
15分類チャート	参耆剤❺（体力・気力をつける） 温性駆瘀血剤⓫（血の溜まりを改善）
生薬での方向性	呼吸器用（麦門冬・五味子） 消化器用（陳皮）

漢方医レベル

虚　実	虚証向	（簡易版−2.0） 精密版−3.0
寒　熱	❷温める（人参・当帰）	
気・血・水	❶気（人参・麦門冬）・血（当帰） 　水（蒼朮・黄耆・五味子）	
気逆・気うつ・ 気虚・血虚・ 瘀血・水毒	気虚（人参・黄耆）	

達人レベル

腹　診	小腹鞕満（当帰あり地黄なし）
六病位	少陽病 （❺陳皮ほか）→白苔の舌 　　　　　　　→中間の脈

夏バテ時の参耆剤というイメージ

保険病名
暑気あたり，暑さによる食欲不振・下痢・全身倦怠，夏やせ

こんな症状にも
胃腸炎，疲れ，不眠

ルールからイメージできる典型的患者像
分類チャートからは人参と黄耆があるので参耆剤とわかる．また当帰があり地黄がないので温性駆瘀血剤となる．生薬の方向性からは麦門冬と五味子の存在が呼吸器疾患用を，陳皮の存在が消化器疾患用をイメージさせる．虚実スコアでは簡易版で当帰と人参から－2点となり，精密版では黄耆が加わり－3点となる．相当な虚弱者向けの漢方薬と理解できる．寒熱のルールからはファーストステップに該当するものはなく，セカンドステップで人参と当帰があるので温める漢方薬となる．腹部所見は当帰があって地黄がないので下腹部の圧痛（小腹鞕満）を認めることも処方選択のヒントになる．六病位のルールからは麦門冬や陳皮があるので少陽病となる．参耆剤ゆえ，太陰病と考えることもできる．

ワンポイント・アドバイス
清暑益気湯⑱は暑気あたりや夏ばてに使用する参耆剤といったイメージである．消化機能が弱っていたり，呼吸器の訴えを伴っている患者に，参耆剤で気力体力を補うといった治療である．

原典
「医学六要（1585，1609）」張三錫

勿誤薬室方函口訣　抜粋・飛訳
清暑益気湯は暑気あたり（注夏病）の主薬である．虚弱な人など，夏になると痩せて，倦怠感が増し，下痢し，呼吸困難となり，四肢が無性に熱くなる者を治す．この処方は李東垣が作ったもので多くの生薬からできている．即効性を期待するときは他の処方を使用すべきである．

137 加味帰脾湯（かみきひとう）

	3秒ルールでは
生薬構成 14種類	黄耆 3, 柴胡 3, 酸棗仁 3, 蒼朮 3, 人参 3, 茯苓 3, 遠志 2, 山梔子 2, 大棗 2, 当帰 2, 甘草 1, 生姜 1, 木香 1, 竜眼肉 3
15分類チャート	柴胡剤❷・四君子湯類❹・参耆剤❺ 利水剤❾・温性駆瘀血剤⓫
生薬での方向性	気が鎮まる（遠志） 快眠（酸棗仁）
虚 実	虚証向 （簡易版－2.0） 　　　　精密版－3.0
寒 熱	❷温める（人参・当帰）
気・血・水	❶気（人参・山梔子・柴胡・遠志・酸棗仁） 　血（当帰）・水（蒼朮・黄耆）
気逆・気うつ・ 気虚・血虚・ 瘀血・水毒	気逆（山梔子）・気虚（人参・黄耆） 水毒（茯苓・蒼朮）
腹 診	小腹鞕満（当帰あり地黄なし） 胸脇苦満（柴胡）
六病位	少陽病 （❺柴胡）━┳━▶白苔の舌（稀に黄苔） 　　　　　┗━▶中間の脈

漢方医レベル → 達人レベル

帰脾湯に柴胡と山梔子を足したもの

保険病名

虚弱体質で血色の悪い人の次の諸症：
貧血，不眠症，精神不安，神経症

こんな症状にも 慢性胃炎，食欲不振，健忘症，耳管開放症

ルールからイメージできる典型的患者像

分類チャートからは柴胡があるので柴胡剤になり，人参・茯苓・蒼朮・甘草という四君子湯(75)の構成成分があるので四君子湯(75)類になり，人参と黄耆の存在から参耆剤で，かつ当帰があって地黄がないので温性駆瘀血剤となる．生薬の方向性は遠志があるので気が鎮まり，酸棗仁があるので快眠作用となる．虚実スコアでは簡易版では人参と当帰の存在から－2 点となり，精密版ではそれに黄耆が加わるので－3 点となる．相当な華奢なタイプ用とイメージできる．寒熱のルールからは人参と当帰があるので温める漢方薬となる．山梔子は気逆に有効で，人参と黄耆は気力がない状態（気虚）に有効である．腹部の所見は，柴胡があるので肋骨弓下の圧痛（胸脇苦満）があり，また当帰があって地黄がないので下腹部の圧痛（小腹鞕満）が処方選択のヒントになる．六病位のルールからは柴胡があるので少陽病期の漢方薬となる．

ワンポイント・アドバイス

参耆剤はすべて太陰病向けの漢方薬と説明する本もある．一方で参耆剤でも柴胡や陳皮，麦門冬などを含むときは，それらの生薬を優先して少陽病とするものもある．この本のルールは基本的に秋葉先生の「活用自在の処方解説」と整合性が合うように工夫して作製した．

原典 「内科摘要」
【ツムラでは「済世全書」龔廷賢（1522～1619）】

勿誤薬室方函口訣　抜粋・飛訳

帰脾湯に柴胡と山梔子を加えたものは「内科摘要」の方なり．

138 桔梗湯（ききょうとう）

3秒ルールでは	
生薬構成 2種類	甘草 3, 桔梗 2
15分類チャート	なし
生薬での方向性	排膿作用（桔梗）
虚　実	中間向　（簡易版 0.0） 　　　　　精密版 0.0
寒　熱	中間（該当なし）
気・血・水	❷水（桔梗）
気逆・気うつ・ 気虚・血虚・ 瘀血・水毒	なし
腹　診	なし
六病位	少陽病 （❺桔梗）─┬─白苔の舌（稀に黄苔） 　　　　　└─中間の脈

漢方医レベル → 達人レベル

冷やしてうがいしながらちびちび飲み込む

保険病名 咽喉がはれて痛む次の諸症：扁桃炎，扁桃周囲炎

こんな症状にも 口内炎，歯槽膿漏，嗄声

ルールからイメージできる患者像
桔梗湯139は甘草と桔梗からなる漢方薬である．分類チャートでは該当する生薬がない．生薬の方向性からは桔梗の存在から排膿作用があるとわかる．虚実スコアや寒熱のルールには該当生薬がなく，虚実スコアは簡易版・精緻版とも０点，寒熱のルールでは温めも冷やしもしない漢方薬になる．腹部に特別な所見はない．六病位のルールからは桔梗があるので少陽病期になる．よって舌は厚い白苔で，脈は浅くも深くもなく触れる状態（中間）となる．

ワンポイント・アドバイス
甘草は飲み過ぎると偽アルドステロン症になることもある．浮腫となり，血圧があがり，血中カリウム値が低下する．体質により１日６ｇを３年間飲み続けてもなにも生じていない患者を何人も診ている（他院からの紹介）．傷寒論では桔梗湯139と甘草湯のみが生甘草で，他は炙甘草が使用されている．ところがツムラ漢方保険適用エキス剤では炙甘草湯64にのみ炙甘草が使用され，他は炙っていない甘草である．生薬は昔から少しずつ変遷している．どちらも使用できるときはどちらが有効かということが大切である．逆に，保険適用漢方エキス剤が新しく認められる可能性は少なく，内容の変更も簡単ではないので，いまある保険適用漢方エキス剤で治せるかを判断するということになる．

原典 「傷寒論，金匱要略（３世紀）」張仲景（150？〜219）

勿誤薬室方函口訣　抜粋・飛訳
桔梗湯は，咽頭痛の主薬である．また肺化膿症の主薬でもある．また生姜と大棗を加えて排膿湯とする．いろいろな湿疹や腫れ物に使用する．この処方に加味して咽喉部の化膿性疾患（喉癬）にも使用する．

付録

勿誤薬室方函口訣を読むにあったっての簡易辞書

外感	感染症などの外因性疾患
升提	すくい上げる，引き上げる
犀角	サイの角
癖嚢	胃の中に水が多いこと，幽門狭窄症など
反胃	胃が充満して繰り返し吐くこと
虚腫	指で押して，その陥凹がもどらない浮腫
消渇	多飲多食するが尿量が多い状態，糖尿病など
溢飲	四肢の浮腫
停飲	胃液停滞感，心下振水音あり
瘧	マラリアなど

勿誤薬室方函口訣の処方選択キーワード

癖嚢の主役	安中散
心下急鬱々微煩	大柴胡湯
往来寒熱	小柴胡湯
胸痛熱邪	黄連解毒湯
気剤の権輿	半夏厚朴湯
傷寒渇而小便不利	五苓散
風湿表虚	防已黄耆湯
瘀血より生ずる諸症	桂枝茯苓丸
虚労失精	桂枝加竜骨牡蛎湯

太陽傷寒無汗の症	麻黄湯
大逆上気	麦門冬湯
煩躁吐逆	呉茱萸湯
胸痺の虚証	人参湯
瘀血衝逆	大黄牡丹皮湯
厥陰表寒の厥冷	当帰四逆湯
起則頭眩	苓桂朮甘湯
衆方の祖	桂枝湯
汗出而喘	麻杏甘石湯
小腹急結	桃核承気湯
心動悸	炙甘草湯
脚攣急	芍薬甘草湯
溜飲の主役	茯苓飲
婦人臟躁	甘麦大棗湯
止血の主役	芎帰膠艾湯
老人血燥	当帰飲子
鶴膝風	大防風湯
心腹冷気絞痛	当帰湯
胞門虚寒	温経湯
気血両虚	人参養栄湯
煩渇下痢	柴苓湯
少陰の表熱	麻黄附子細辛湯
注夏病の主剤	清暑益気湯
咽痛の主役	桔梗湯

あとがき

　原稿の校正をして，改めてよくまとまったと思っている．僕の周りに集まった，縁と運で集まってくれた人々に，感謝の思いで一杯だ．漢方を西洋医学の人々にさらに理解してもらうためには，漢方の進歩が不可欠と思っている．漢方の処方選択の根拠を古典に求めることは，僕は馬鹿げていると思っている．今の生薬と昔の生薬がまったく同じという保障はない．今の病名と昔の病気の名前が全く同じではないだろう．また生活環境だって当然に昔と今は雲泥の差がある．そんなほとんど別世界で通用していた経験値をそのままあてはめることには無理があるということだ．昔の経験は大切である．しかしそれは上記の理由からヒントにしかならない．今の医学大系の中で，漢方の有用性を論じ，有用だという根拠を出すことが必要だと思う．そして漢方は生薬の足し算の叡智であるというのが僕が至った結論であるが，それであれば，生薬の足し算の漢方は現代に合わせて変化してもらいたい．そして西洋薬との足し算が登場してもいい．漢方の根拠を古い時代に求めていては，西洋医からは別世界のお話と葬られてしまう．同じ立ち位置で論じる努力が必要だ．そんなときに，生薬からオートマチックに，仮想病理概念を経ないで，漢方の概要が導き出されたことは嬉しい．これが新しい漢方薬の開発の一助になることを願っている．

　8年以上にわたりお世話になっている松田邦夫先生の存在なくしては，今の僕は，そしてこの本の登場は有り得ない．また，この本の執筆にあたり，辻佳宏さん，新興医学出版社の中方欣美さん，林峰子社長に深謝申し上げる．

参考文献

1) 斎藤栄一郎 訳：ビッグデータの正体 情報の産業革命が世界のすべてを変える．講談社，2013
2) Mitchell M. Waldrop, 田中三彦, 遠山峻征：複雑系―科学革命の震源地・サンタフェ研究所の天才たち．新潮社，2000
3) 水谷　淳 訳：歴史は「べき乗則」で動く．早川書房，2009
4) 池谷裕二：単純な脳，複雑な「私」．講談社，2013
5) Thomas Gilovich：How We Know What Isn't So. Free Press, 1993
6) 松田邦夫, 稲木一元：臨床医のための漢方［基礎編］．カレントテラピー, 1987.
7) 大塚敬節：大塚敬節著作集　第1巻～第8巻 別冊．春陽堂, 1980-1982.
8) 大塚敬節, 矢数道明, 清水藤太郎：漢方診療医典．南山堂, 1969.
9) 大塚敬節：症候による漢方治療の実際．南山堂, 1963.
10) 稲木一元, 松田邦夫：ファーストチョイスの漢方薬．南山堂, 2006.
11) 大塚敬節：漢方の特質．創元社, 1971.
12) 大塚敬節：漢方と民間薬百科．主婦の友社, 1966.
13) 大塚敬節：東洋医学とともに．創元社, 1960.
14) 大塚敬節：漢方ひとすじ：五十年の治療体験から．日本経済新聞社, 1976.
15) 松田邦夫：症例による漢方治療の実際．創元社, 1992.
16) 日本医師会 編：漢方治療のABC．日本医師会雑誌臨増 108 (5), 1992.
17) 大塚敬節：歌集杏林集．香蘭詩社, 1940.
18) 三潴忠道：はじめての漢方診療十五話．医学書院, 2005.
19) 花輪壽彦：漢方診療のレッスン．金原出版, 1995.
20) 松田邦夫：巻頭言：私の漢方治療．漢方と最新治療 13

(1): 2-4, 世論時報社, 2004.
21) 新見正則: 本当に明日から使える漢方薬. 新興医学出版社, 2010.
22) 新見正則: 西洋医がすすめる漢方. 新潮社, 2010.
23) 新見正則: プライマリケアのための血管疾患のはなし漢方診療も含めて. メディカルレビュー社, 2010.
24) 新見正則: フローチャート漢方薬治療. 新興医学出版社, 2011.
25) 新見正則: じゃぁ, 死にますか？ リラックス外来トーク術. 新興医学出版社, 2011.
26) 新見正則: 簡単モダン・カンポウ. 新興医学出版社, 2011
27) 新見正則: じゃぁ, そろそろ運動しませんか？ 新興医学出版社, 2011.
28) 新見正則: iPhone アプリ「フローチャート漢方薬治療」
29) 新見正則: じゃぁ, そろそろ減量しませんか？ 新興医学出版社, 2012.
30) 新見正則: 鉄則モダン・カンポウ. 新興医学出版社, 2012.
31) 松田邦夫・新見正則: 西洋医を志す君たちに贈る漢方講義. 新興医学出版社, 2012.
32) 新見正則: 実践ちょいたし漢方. 日本医事新報 4683(1), 2014.
33) 新見正則: 症例モダン・カンポウ. 新興医学出版社, 2012.
34) 新見正則: 飛訳モダン・カンポウ. 新興医学出版社, 2013.
35) 新見正則: 患者必読医者の僕がやっとわかったこと. 朝日新聞出版, 2014.
36) 新見正則: フローチャート漢方薬治療2. 新興医学出版社, 2014.
37) 新見正則: 3秒でわかる漢方ルール. 新興医学出版社, 2014.
38) 新見正則: 患者さんのためのフローチャート漢方薬. 新興医学出版社, 2015.

保険適用疾患・症候別索引

共　通

虚弱体質

㉔ 加味逍遙散（かみしょうようさん） …… 72
(98) 黄耆建中湯（おうぎけんちゅうとう） …… 214

病後の体力低下

㊶ 補中益気湯（ほちゅうえっきとう） …… 108
㊽ 十全大補湯（じゅうぜんたいほとう） …… 118
(98) 黄耆建中湯（おうぎけんちゅうとう） …… 214
(108) 人参養栄湯（にんじんようえいとう） …… 234

食欲不振

⑧ 大柴胡湯（だいさいことう） …… 40
㊶ 補中益気湯（ほちゅうえっきとう） …… 108
㊸ 六君子湯（りっくんしとう） …… 110
㊽ 十全大補湯（じゅうぜんたいほとう） …… 118
(79) 平胃散（へいいさん） …… 178
(108) 人参養栄湯（にんじんようえいとう） …… 234
(136) 清暑益気湯（せいしょえっきとう） …… 282

疲労倦怠

㉓ 当帰芍薬散（とうきしゃくやくさん） …… 70
㊽ 十全大補湯（じゅうぜんたいほとう） …… 118
(99) 小建中湯（しょうけんちゅうとう） …… 216
(108) 人参養栄湯（にんじんようえいとう） …… 234
(136) 清暑益気湯（せいしょえっきとう） …… 282

夏やせ

㊶ 補中益気湯（ほちゅうえっきとう） …… 108
(136) 清暑益気湯（せいしょえっきとう） …… 282

暑気あたり

⑰ 五苓散（ごれいさん） …… 58
(114) 柴苓湯（さいれいとう） …… 246
(115) 胃苓湯（いれいとう） …… 248
(136) 清暑益気湯（せいしょえっきとう） …… 282

ねあせ

㊽ 十全大補湯（じゅうぜんたいほとう） …… 118
(98) 黄耆建中湯（おうぎけんちゅうとう） …… 214
(108) 人参養栄湯（にんじんようえいとう） …… 234

多汗症

⑳ 防已黄耆湯（ぼういおうぎとう） …… 64
㊶ 補中益気湯（ほちゅうえっきとう） …… 108

ほてり

㉞ 白虎加人参湯（びゃっこかにんじんとう） …… 94

手足のほてり

(121) 三物黄芩湯（さんもつおうごんとう） …… 260

手足の冷え

㊽ 十全大補湯（じゅうぜんたいほとう） …… 118
(108) 人参養栄湯（にんじんようえいとう） …… 234

足腰の冷え

(106) 温経湯（うんけいとう） …… 230

腰の冷え

(118) 苓姜朮甘湯（りょうきょうじゅつかんとう） …… 254

下肢の冷え

㊲ 半夏白朮天麻湯（はんげびゃくじゅつてんまとう） …… 100

浮腫（むくみ）

⑰ 五苓散（ごれいさん） …… 58
⑳ 防已黄耆湯（ぼういおうぎとう） …… 64
㊱ 木防已湯（もくぼういとう） …… 98
(62) 防風通聖散（ぼうふうつうしょうさん） …… 144

| ㊗ 六味丸 ……………………… 194
| ⑩ 牛車腎気丸 ……………… 232
| ⑭ 柴苓湯 …………………… 246
| ⑰ 茵蔯五苓散 ……………… 252

浮腫（腰以下）
⑳ 猪苓湯 …………………… 106

口渇
㉞ 白虎加人参湯 …………… 94

熱性疾患の初期
① 葛根湯 …………………… 28

諸種の急性熱性病
⑨ 小柴胡湯 ………………… 42

呼吸器

感冒
① 葛根湯 …………………… 28
⑨ 小柴胡湯 ………………… 42
⑩ 柴胡桂枝湯 ……………… 46
⑲ 小青竜湯 ………………… 62
㉗ 麻黄湯 …………………… 80
㊶ 補中益気湯 ……………… 108
㊳ 五積散 …………………… 146
㊿ 参蘇飲 …………………… 152
�91 竹筎温胆湯 ……………… 202
⑭ 川芎茶調散 ……………… 266
⑰ 麻黄附子細辛湯 ………… 272

感冒（初期）
㊺ 桂枝湯 …………………… 112
⑦ 香蘇散 …………………… 160

升麻葛根湯 …………………… 220

インフルエンザ（流感）
⑩ 柴胡桂枝湯 ……………… 46
�91 竹筎温胆湯 ……………… 202

インフルエンザ（初期）
㉗ 麻黄湯 …………………… 80

気管支炎
⑨ 小柴胡湯 ………………… 42
⑲ 小青竜湯 ………………… 62
㉙ 麦門冬湯 ………………… 84
㉟ 四逆散 …………………… 96
�85 神秘湯 …………………… 190
�96 柴朴湯 …………………… 210
⑲ 苓甘姜味辛夏仁湯 ……… 256
⑰ 麻黄附子細辛湯 ………… 272

気管支喘息
⑨ 小柴胡湯 ………………… 42
⑲ 小青竜湯 ………………… 62
㉗ 麻黄湯 …………………… 80
㉙ 麦門冬湯 ………………… 84
�55 麻杏甘石湯 ……………… 130
�85 神秘湯 …………………… 190
�95 五虎湯 …………………… 208
�96 柴朴湯 …………………… 210
⑲ 苓甘姜味辛夏仁湯 ……… 256

咳
⑯ 半夏厚朴湯 ……………… 56
㊿ 参蘇飲 …………………… 152
�73 柴陥湯 …………………… 166

295

91 竹筎温胆湯 …………… 202
92 滋陰至宝湯 …………… 204
95 五虎湯 ………………… 208
96 柴朴湯 ………………… 210

痰の切れにくい咳
29 麦門冬湯 ……………… 84

痰の多く出る咳
90 清肺湯 ………………… 200

痰の出ない咳
93 滋陰降火湯 …………… 206

咳による胸痛
73 柴陥湯 ………………… 166

痰
91 竹筎温胆湯 …………… 202
92 滋陰至宝湯 …………… 204

肺炎
9 小柴胡湯 ……………… 42
10 柴胡桂枝湯 …………… 46
91 竹筎温胆湯 …………… 202

肺結核
10 柴胡桂枝湯 …………… 46

結核症
41 補中益気湯 …………… 108

循環器

心臓にもとづく疾患
36 木防已湯 ……………… 98

高血圧（症）
7 八味地黄丸 …………… 38

8 大柴胡湯 ……………… 40
12 柴胡加竜骨牡蛎湯 …… 50
15 黄連解毒湯 …………… 54
30 真武湯 ………………… 86
47 釣藤散 ………………… 116
133 大承気湯 ……………… 276

高血圧ののぼせ，肩こり，耳なり，頭重
46 七物降下湯 …………… 114

高血圧の頭痛，めまい，肩こり
61 桃核承気湯 …………… 142

高血圧のどうき，肩こり，のぼせ
62 防風通聖散 …………… 144

高血圧の頭痛，めまい，肩こり
105 通導散 ………………… 228

高血圧ののぼせ，肩こり，耳なり，頭重，不眠，不安
113 三黄瀉心湯 …………… 244

動脈硬化症
12 柴胡加竜骨牡蛎湯 …… 50

心臓性喘息
36 木防已湯 ……………… 98

心臓弁膜症
23 当帰芍薬散 …………… 70
30 真武湯 ………………… 86

心臓衰弱
119 苓甘姜味辛夏仁湯 …… 256

神経性心悸亢進症
- ⑫ 柴胡加竜骨牡蛎湯 …… 50

心不全で心悸亢進
- ㉚ 真武湯 …… 86

動悸
- ⑮ 黄連解毒湯 …… 54
- ㉓ 当帰芍薬散 …… 70
- ㊴ 苓桂朮甘湯 …… 104
- (64) 炙甘草湯 …… 148
- (82) 桂枝人参湯 …… 184

息切れ
- ㊴ 苓桂朮甘湯 …… 104
- (64) 炙甘草湯 …… 148

脳溢血
- ⑧ 大柴胡湯 …… 40
- ㉚ 真武湯 …… 86

半身不随
- ㉓ 当帰芍薬散 …… 70
- ㉚ 真武湯 …… 86
- ㊶ 補中益気湯 …… 108

しびれ
- (107) 牛車腎気丸 …… 232

リンパ腺炎
- ① 葛根湯 …… 28
- ⑨ 小柴胡湯 …… 42

脚気衝心
- ㉛ 呉茱萸湯 …… 88

消化器

口内炎
- ⑭ 半夏瀉心湯 …… 52
- (120) 黄連湯 …… 258
- (135) 茵蔯蒿湯 …… 280

神経性食道狭窄症
- ⑯ 半夏厚朴湯 …… 56

胃腸疾患
- ㉚ 真武湯 …… 86

慢性胃腸障害
- ⑨ 小柴胡湯 …… 42

胃アトニー（症）
- ⑤ 安中散 …… 34
- ㉚ 真武湯 …… 86
- ㉜ 人参湯 …… 90
- ㊸ 六君子湯 …… 110
- (69) 茯苓飲 …… 158
- (79) 平胃散 …… 178
- (82) 桂枝人参湯 …… 184

胃下垂（症）
- ⑭ 半夏瀉心湯 …… 52
- ㉚ 真武湯 …… 86
- ㊶ 補中益気湯 …… 108
- ㊸ 六君子湯 …… 110

胃弱
- ⑭ 半夏瀉心湯 …… 52

胃腸虚弱（症）
- ㉚ 真武湯 …… 86
- ㊲ 半夏白朮天麻湯 …… 100

75 四君子湯（しくんしとう） …… 170
128 啓脾湯（けいひとう） …… 274

胃拡張

32 人参湯（にんじんとう） …… 90

胃炎

15 黄連解毒湯（おうれんげどくとう） …… 54
35 四逆散（しぎゃくさん） …… 96
43 六君子湯（りっくんしとう） …… 110
69 茯苓飲（ぶくりょういん） …… 158
116 茯苓飲合半夏厚朴湯（ぶくりょういんごうはんげこうぼくとう） …… 250

急性胃炎

79 平胃散（へいいさん） …… 178
120 黄連湯（おうれんとう） …… 258

慢性胃炎

5 安中散（あんちゅうさん） …… 34
75 四君子湯（しくんしとう） …… 170
79 平胃散（へいいさん） …… 178

神経性胃炎

5 安中散（あんちゅうさん） …… 34
14 半夏瀉心湯（はんげしゃしんとう） …… 52
16 半夏厚朴湯（はんげこうぼくとう） …… 56
116 茯苓飲合半夏厚朴湯（ぶくりょういんごうはんげこうぼくとう） …… 250

胃腸炎

63 五積散（ごしゃくさん） …… 146

急性胃腸炎

8 大柴胡湯（だいさいことう） …… 40
14 半夏瀉心湯（はんげしゃしんとう） …… 52
17 五苓散（ごれいさん） …… 58
32 人参湯（にんじんとう） …… 90

114 柴苓湯（さいれいとう） …… 246
115 胃苓湯（いれいとう） …… 248

慢性胃腸炎

14 半夏瀉心湯（はんげしゃしんとう） …… 52
32 人参湯（にんじんとう） …… 90
82 桂枝人参湯（けいしにんじんとう） …… 184
99 小建中湯（しょうけんちゅうとう） …… 216
128 啓脾湯（けいひとう） …… 274

急性腸炎

134 桂枝加芍薬大黄湯（けいしかしゃくやくだいおうとう） …… 278

慢性腸炎

30 真武湯（しんぶとう） …… 86

大腸炎

134 桂枝加芍薬大黄湯（けいしかしゃくやくだいおうとう） …… 278

胃潰瘍

10 柴胡桂枝湯（さいこけいしとう） …… 46
35 四逆散（しぎゃくさん） …… 96

十二指腸潰瘍

10 柴胡桂枝湯（さいこけいしとう） …… 46

胃痛

43 六君子湯（りっくんしとう） …… 110
68 芍薬甘草湯（しゃくやくかんぞうとう） …… 156

胃酸過多（症）

8 大柴胡湯（だいさいことう） …… 40
35 四逆散（しぎゃくさん） …… 96

胸やけ

14 半夏瀉心湯（はんげしゃしんとう） …… 52

げっぷ

14 半夏瀉心湯（はんげしゃしんとう） …… 52

胃のもたれ
- ㊻ 四君子湯 ……………… 170

胃内停水
- ⑰ 五苓散 ………………… 58

溜飲
- ㊿ 茯苓飲 ………………… 158
- ⑯ 茯苓飲合半夏厚朴湯 … 250

食欲不振
- ⑧ 大柴胡湯 ……………… 40
- ㊶ 補中益気湯 …………… 108
- ㊸ 六君子湯 ……………… 110
- ㊺ 十全大補湯 …………… 118
- ㊾ 平胃散 ………………… 178
- ⑩⑧ 人参養栄湯 …………… 234
- ⑬⑥ 清暑益気湯 …………… 282

悪心
- ⑧ 大柴胡湯 ……………… 40
- ⑰ 五苓散 ………………… 58
- ㊶ 二陳湯 ………………… 182

嘔吐
- ⑧ 大柴胡湯 ……………… 40
- ⑰ 五苓散 ………………… 58
- ㉛ 呉茱萸湯 ……………… 88
- ㊸ 六君子湯 ……………… 110
- ㊻ 四君子湯 ……………… 170
- ㊶ 二陳湯 ………………… 182
- ⑰ 茵蔯五苓散 …………… 252

嘔吐(急性胃腸炎，湿性胸膜炎，水腫性脚気，蓄膿症)
- ㉑ 小半夏加茯苓湯 ……… 66

二日酔
- ⑭ 半夏瀉心湯 …………… 52
- ⑮ 黄連解毒湯 …………… 54
- ⑰ 五苓散 ………………… 58
- ⑫⓪ 黄連湯 ………………… 258

二日酔のむかつき
- ⑰ 茵蔯五苓散 …………… 252

下痢
- ⑰ 五苓散 ………………… 58
- ㊵ 猪苓湯 ………………… 106
- ㊻ 四君子湯 ……………… 170
- ⑫⑧ 啓脾湯 ………………… 274
- ⑬⑥ 清暑益気湯 …………… 282

醗酵性下痢
- ⑭ 半夏瀉心湯 …………… 52

水瀉性下痢
- ⑪⑭ 柴苓湯 ………………… 246

消化不良
- ⑭ 半夏瀉心湯 …………… 52
- ㉚ 真武湯 ………………… 86
- ㊸ 六君子湯 ……………… 110
- ㊾ 平胃散 ………………… 178
- ⑫⑧ 啓脾湯 ………………… 274

冷え腹
- ⑪⑤ 胃苓湯 ………………… 248

299

食あたり
- ⑪⑮ 胃苓湯 ……………………… 248
- ⑬㉝ 大承気湯 …………………… 276

便秘（症）
- ㉝ 大黄牡丹皮湯 ……………… 92
- ㊶ 潤腸湯 ……………………… 122
- ㊽ 桃核承気湯 ………………… 142
- ㉒ 防風通聖散 ………………… 144
- ㉔ 調胃承気湯 ………………… 168
- ㊱ 大黄甘草湯 ………………… 188
- ⑩⑤ 通導散 ……………………… 228
- ⑪⑬ 三黄瀉心湯 ………………… 244
- ⑫⑥ 麻子仁丸 …………………… 270

急性便秘
- ⑬㉝ 大承気湯 …………………… 276

常習便秘
- ⑬㉝ 大承気湯 …………………… 276
- ⑬㉞ 桂枝加芍薬大黄湯 ………… 278

宿便
- ⑬㉞ 桂枝加芍薬大黄湯 ………… 278

腹痛
- ㊿ 桂枝加芍薬湯 ……………… 140
- ㊻ 芍薬甘草湯 ………………… 156
- ⑩⓪ 大建中湯 …………………… 218
- ⑩② 当帰湯 ……………………… 222
- ⑪⑮ 胃苓湯 ……………………… 248

下腹部痛
- ㊳ 当帰四逆加呉茱萸生姜湯
  …………………………………… 102

当帰建中湯
- ⑫③ 当帰建中湯 ………………… 264

腹部膨満感
- ⑩⓪ 大建中湯 …………………… 218
- ⑩② 当帰湯 ……………………… 222

しぶり腹
- ㊿ 桂枝加芍薬湯 ……………… 140
- ⑬㉞ 桂枝加芍薬大黄湯 ………… 278

黄疸
- ⑧ 大柴胡湯 …………………… 40
- ⑬㉟ 茵蔯蒿湯 …………………… 280

肝機能障害
- ⑧ 大柴胡湯 …………………… 40
- ⑩ 柴胡桂枝湯 ………………… 46

慢性肝炎における肝機能障害
- ⑨ 小柴胡湯 …………………… 42

肝硬変症
- ⑬㉟ 茵蔯蒿湯 …………………… 280

胆嚢炎
- ⑧ 大柴胡湯 …………………… 40
- ⑩ 柴胡桂枝湯 ………………… 46
- ㉟ 四逆散 ……………………… 96

胆石（症）
- ⑧ 大柴胡湯 …………………… 40
- ⑩ 柴胡桂枝湯 ………………… 46
- ㉟ 四逆散 ……………………… 96

膵臓炎
- ⑩ 柴胡桂枝湯 ………………… 46

腹膜炎
- ㉕ 桂枝茯苓丸 ………………… 76

㉚ 真武湯 ……………………… 86

キレ痔
③ 乙字湯 ……………………… 32

イボ痔
③ 乙字湯 ……………………… 32

痔（疾）
⑧ 大柴胡湯 …………………… 40
㉕ 桂枝茯苓丸 ………………… 76
㉝ 大黄牡丹皮湯 ……………… 92
㊶ 補中益気湯 ……………… 108
⑫㉓ 当帰建中湯 ……………… 264

痔（妊娠中）
㉓ 当帰芍薬散 ………………… 70

脱肛
㊶ 補中益気湯 ……………… 108

脱肛の痛み
⑫㉓ 当帰建中湯 ……………… 264

痔出血
(77) 芎帰膠艾湯 ……………… 174
⑬ 三黄瀉心湯 ……………… 244

腎

腎臓にもとづく疾患
㊱ 木防已湯 ………………… 98

腎臓病
⑲ 苓甘姜味辛夏仁湯 ……… 256

慢性腎臓病
⑫ 柴胡加竜骨牡蛎湯 ………… 50

腎炎
⑦ 八味地黄丸 ………………… 38
⑳ 防已黄耆湯 ………………… 64
㉘ 越婢加朮湯 ………………… 82
㊵ 猪苓湯 …………………… 106

慢性腎炎
㉓ 当帰芍薬散 ………………… 70

ネフローゼ
⑰ 五苓散 ……………………… 58
⑳ 防已黄耆湯 ………………… 64
㉘ 越婢加朮湯 ………………… 82
㉚ 真武湯 ……………………… 86
⑬⑤ 茵蔯蒿湯 ………………… 280

浮腫（むくみ）
⑰ 五苓散 ……………………… 58
⑳ 防已黄耆湯 ………………… 64
㊱ 木防已湯 ………………… 98
⑫ 防風通聖散 ……………… 144
⑧⑦ 六味丸 …………………… 194
⑩⑦ 牛車腎気丸 ……………… 232
⑭ 柴苓湯 …………………… 246
⑰ 茵蔯五苓散 ……………… 252

浮腫（腰以下）
㊵ 猪苓湯 …………………… 106

尿毒症
⑰ 五苓散 ……………………… 58

萎縮腎
㉜ 人参湯 ……………………… 90

腎石症
㊵ 猪苓湯 …… 106

代謝・内分泌

糖尿病
⑦ 八味地黄丸 …… 38
⑧ 大柴胡湯 …… 40
⑰ 五苓散 …… 58
口渇
㉞ 白虎加人参湯 …… 94
しびれ
(107) 牛車腎気丸 …… 232
肥満症
⑳ 防已黄耆湯 …… 64
(62) 防風通聖散 …… 144
脚気
⑦ 八味地黄丸 …… 38
㉓ 当帰芍薬散 …… 70
㉘ 越婢加朮湯 …… 82
脚気衝心
㉛ 呉茱萸湯 …… 88
痛風
(97) 大防風湯 …… 212

血液

貧血
㉓ 当帰芍薬散 …… 70
㊽ 十全大補湯 …… 118
(65) 帰脾湯 …… 150
(108) 人参養栄湯 …… 234
(137) 加味帰脾湯 …… 284

神経・筋，脳神経

頭痛
⑰ 五苓散 …… 58
㊲ 半夏白朮天麻湯 …… 100
㊳ 当帰四逆加呉茱萸生姜湯 …… 102
㊴ 苓桂朮甘湯 …… 104
(63) 五積散 …… 146
(82) 桂枝人参湯 …… 184
(124) 川芎茶調散 …… 266
慢性頭痛（中年以降，または高血圧傾向）
㊼ 釣藤散 …… 116
習慣性頭痛
㉛ 呉茱萸湯 …… 88
習慣性偏頭痛
㉛ 呉茱萸湯 …… 88
めまい
⑮ 黄連解毒湯 …… 54
⑰ 五苓散 …… 58
㊲ 半夏白朮天麻湯 …… 100
㊴ 苓桂朮甘湯 …… 104
浮腫（むくみ）
⑰ 五苓散 …… 58
⑳ 防已黄耆湯 …… 64
㊱ 木防已湯 …… 98

(62) 防風通聖散（ぼうふうつうしょうさん）…… 144
(87) 六味丸（ろくみがん）…… 194
(107) 牛車腎気丸（ごしゃじんきがん）…… 232
(114) 柴苓湯（さいれいとう）…… 246
(117) 茵蔯五苓散（いんちんごれいさん）…… 252

浮腫（腰以下）

㊵ 猪苓湯（ちょれいとう）…… 106

脳溢血

⑧ 大柴胡湯（だいさいことう）…… 40
㉚ 真武湯（しんぶとう）…… 86

半身不随

㉓ 当帰芍薬散（とうきしゃくやくさん）…… 70
㉚ 真武湯（しんぶとう）…… 86
㊶ 補中益気湯（ほちゅうえっきとう）…… 108

しびれ

(107) 牛車腎気丸（ごしゃじんきがん）…… 232

脊髄疾患による運動ならびに知覚麻痺

㉚ 真武湯（しんぶとう）…… 86

神経痛

⑱ 桂枝加朮附湯（けいしかじゅつぶとう）…… 60
(53) 疎経活血湯（そけいかっけつとう）…… 126
(63) 五積散（ごしゃくさん）…… 146
(78) 麻杏薏甘湯（まきょうよくかんとう）…… 176

神経痛（上半身）

① 葛根湯（かっこんとう）…… 28

坐骨神経痛

⑦ 八味地黄丸（はちみじおうがん）…… 38

肩こり

① 葛根湯（かっこんとう）…… 28

五十肩

(88) 二朮湯（にじゅつとう）…… 196

腰痛

⑦ 八味地黄丸（はちみじおうがん）…… 38
㊳ 当帰四逆加呉茱萸生姜湯（とうきしぎゃくかごしゅゆしょうきょうとう）…… 102
(53) 疎経活血湯（そけいかっけつとう）…… 126
(61) 桃核承気湯（とうかくじょうきとう）…… 142
(63) 五積散（ごしゃくさん）…… 146
(105) 通導散（つうどうさん）…… 228
(107) 牛車腎気丸（ごしゃじんきがん）…… 232
(118) 苓姜朮甘湯（りょうきょうじゅつかんとう）…… 254

関節痛

⑱ 桂枝加朮附湯（けいしかじゅつぶとう）…… 60
(52) 薏苡仁湯（よくいにんとう）…… 124
(53) 疎経活血湯（そけいかっけつとう）…… 126
(63) 五積散（ごしゃくさん）…… 146
(68) 芍薬甘草湯（しゃくやくかんぞうとう）…… 156
(78) 麻杏薏甘湯（まきょうよくかんとう）…… 176

筋炎

⑳ 防已黄耆湯（ぼういおうぎとう）…… 64

筋肉痛

(52) 薏苡仁湯（よくいにんとう）…… 124
(53) 疎経活血湯（そけいかっけつとう）…… 126
(68) 芍薬甘草湯（しゃくやくかんぞうとう）…… 156
(78) 麻杏薏甘湯（まきょうよくかんとう）…… 176

膠原病

関節リウマチ

㉗ 麻黄湯（まおうとう） …… 80
㉘ 越婢加朮湯（えっぴかじゅつとう） …… 82

リウマチ

㉚ 真武湯（しんぶとう） …… 86

関節リウマチ（下肢）

(97) 大防風湯（だいぼうふうとう） …… 212

小　児

感冒

① 葛根湯（かっこんとう） …… 28
⑨ 小柴胡湯（しょうさいことう） …… 42
⑩ 柴胡桂枝湯（さいこけいしとう） …… 46
⑲ 小青竜湯（しょうせいりゅうとう） …… 62
㉗ 麻黄湯（まおうとう） …… 80
㊶ 補中益気湯（ほちゅうえっきとう） …… 108
(63) 五積散（ごしゃくさん） …… 146
(66) 参蘇飲（じんそいん） …… 152
(91) 竹筎温胆湯（ちくじょうんたんとう） …… 202
(124) 川芎茶調散（せんきゅうちゃちょうさん） …… 266
(127) 麻黄附子細辛湯（まおうぶしさいしんとう） …… 272

感冒（初期）

㊺ 桂枝湯（けいしとう） …… 112
(70) 香蘇散（こうそさん） …… 160
(101) 升麻葛根湯（しょうまかっこんとう） …… 220

インフルエンザ（流感）

⑩ 柴胡桂枝湯（さいこけいしとう） …… 46
(91) 竹筎温胆湯（ちくじょうんたんとう） …… 202

インフルエンザ（初期）

㉗ 麻黄湯（まおうとう） …… 80

気管支炎

⑨ 小柴胡湯（しょうさいことう） …… 42
⑲ 小青竜湯（しょうせいりゅうとう） …… 62
㉙ 麦門冬湯（ばくもんどうとう） …… 84
㉟ 四逆散（しぎゃくさん） …… 96
(85) 神秘湯（しんぴとう） …… 190
(96) 柴朴湯（さいぼくとう） …… 210
(119) 苓甘姜味辛夏仁湯（りょうかんきょうみしんげにんとう） …… 256
(127) 麻黄附子細辛湯（まおうぶしさいしんとう） …… 272

気管支喘息

⑨ 小柴胡湯（しょうさいことう） …… 42
⑲ 小青竜湯（しょうせいりょうとう） …… 62
㉗ 麻黄湯（まおうとう） …… 80
㉙ 麦門冬湯（ばくもんどうとう） …… 84
(55) 麻杏甘石湯（まきょうかんせきとう） …… 130
(85) 神秘湯（しんぴとう） …… 190
(95) 五虎湯（ごことう） …… 208
(96) 柴朴湯（さいぼくとう） …… 210
(119) 苓甘姜味辛夏仁湯（りょうかんきょうみしんげにんとう） …… 256

小児ぜんそく

(55) 麻杏甘石湯（まきょうかんせきとう） …… 130
(85) 神秘湯（しんぴとう） …… 190
(96) 柴朴湯（さいぼくとう） …… 210

咳

⑯ 半夏厚朴湯（はんげこうぼくとう） …… 56
(66) 参蘇飲（じんそいん） …… 152
(73) 柴陥湯（さいかんとう） …… 166

㉑ 竹筎温胆湯 ････････････････ 202	⑬⑥ 清暑益気湯 ････････････････ 282
㉒ 滋陰至宝湯 ････････････････ 204	**醗酵性下痢**
㉕ 五虎湯 ･･････････････････････ 208	⑭ 半夏瀉心湯 ･･････････････････ 52
㉖ 柴朴湯 ･･････････････････････ 210	**水瀉性下痢**

痰の切れにくい咳
- ㉙ 麦門冬湯 ･･････････････････････ 84

痰の多く出る咳
- ⑨⓪ 清肺湯 ････････････････････････ 200

痰の出ない咳
- ㉓ 滋陰降火湯 ････････････････ 206

肺炎
- ⑨ 小柴胡湯 ･･････････････････････ 42
- ⑩ 柴胡桂枝湯 ･･････････････････ 46
- ㉑ 竹筎温胆湯 ････････････････ 202

肝機能障害
- ⑧ 大柴胡湯 ････････････････････ 40
- ⑩ 柴胡桂枝湯 ･･････････････････ 46

慢性肝炎における肝機能障害
- ⑨ 小柴胡湯 ･･････････････････････ 42

黄疸
- ⑧ 大柴胡湯 ････････････････････ 40
- ⑬⑤ 茵蔯蒿湯 ････････････････････ 280

小児虚弱体質
- ⑨⑨ 小建中湯 ･･････････････････ 216

下痢
- ⑰ 五苓散 ･･････････････････････ 58
- ㊵ 猪苓湯 ････････････････････････ 106
- ㊄ 四君子湯 ･･････････････････ 170
- ⑫⑧ 啓脾湯 ････････････････････････ 274

醗酵性下痢
- ⑭ 半夏瀉心湯 ･･････････････････ 52

水瀉性下痢
- ⑭ 柴苓湯 ････････････････････････ 246

消化不良
- ⑭ 半夏瀉心湯 ･･････････････････ 52
- ㉚ 真武湯 ････････････････････････ 86
- ㊸ 六君子湯 ････････････････････ 110
- ㊻⑨ 平胃散 ････････････････････････ 178
- ⑫⑧ 啓脾湯 ････････････････････････ 274

腹痛
- ㊉ 桂枝加芍薬湯 ･･････････････ 140
- ㊈ 芍薬甘草湯 ････････････････ 156
- ⑩⓪ 大建中湯 ･･････････････････ 218
- ⑩② 当帰湯 ････････････････････････ 222
- ⑪⑤ 胃苓湯 ････････････････････････ 248

下腹部痛
- ㊳ 当帰四逆加呉茱萸生姜湯 ･･･････････････････････････ 102
- ⑫③ 当帰建中湯 ････････････････ 264

悪心
- ⑧ 大柴胡湯 ････････････････････ 40
- ⑰ 五苓散 ･･････････････････････ 58
- ⑧⑴ 二陳湯 ････････････････････････ 182

嘔吐
- ⑧ 大柴胡湯 ････････････････････ 40
- ⑰ 五苓散 ･･････････････････････ 58
- ㉛ 呉茱萸湯 ･･････････････････････ 88

305

43 六君子湯（りっくんしとう）……110
75 四君子湯（しくんしとう）……170
81 二陳湯（にちんとう）……182
117 茵蔯五苓散（いんちんごれいさん）……252

嘔吐（急性胃腸炎，湿性胸膜炎，水腫性脚気，蓄膿症）
21 小半夏加茯苓湯（しょうはんげかぶくりょうとう）……66

食欲不振
8 大柴胡湯（だいさいことう）……40
41 補中益気湯（ほちゅうえっきとう）……108
43 六君子湯（りっくんしとう）……110
48 十全大補湯（じゅうぜんたいほとう）……118
79 平胃散（へいいさん）……178
108 人参養栄湯（にんじんようえいとう）……234
136 清暑益気湯（せいしょえっきとう）……282

腎臓病
119 苓甘姜味辛夏仁湯（りょうかんきょうみしんげにんとう）……256

慢性腎臓病
12 柴胡加竜骨牡蛎湯（さいこかりゅうこつぼれいとう）……50

腎炎
7 八味地黄丸（はちみじおうがん）……38
20 防已黄耆湯（ぼういおうぎとう）……64
28 越婢加朮湯（えっぴかじゅつとう）……82
40 猪苓湯（ちょれいとう）……106

慢性腎炎
23 当帰芍薬散（とうきしゃくやくさん）……70

ネフローゼ
17 五苓散（ごれいさん）……58
20 防已黄耆湯（ぼういおうぎとう）……64
28 越婢加朮湯（えっぴかじゅつとう）……82
30 真武湯（しんぶとう）……86
135 茵蔯蒿湯（いんちんこうとう）……280

浮腫（むくみ）
17 五苓散（ごれいさん）……58
20 防已黄耆湯（ぼういおうぎとう）……64
36 木防已湯（もくぼういとう）……98
62 防風通聖散（ぼうふうつうしょうさん）……144
87 六味丸（ろくみがん）……194
107 牛車腎気丸（ごしゃじんきがん）……232
114 柴苓湯（さいれいとう）……246
117 茵蔯五苓散（いんちんごれいさん）……252

浮腫（腰以下）
40 猪苓湯（ちょれいとう）……106

めまい
15 黄連解毒湯（おうれんげどくとう）……54
17 五苓散（ごれいさん）……58
37 半夏白朮天麻湯（はんげびゃくじゅつてんまとう）……100
39 苓桂朮甘湯（りょうけいじゅつかんとう）……104

小児夜尿症
26 桂枝加竜骨牡蛎湯（けいしかりゅうこつぼれいとう）……78
99 小建中湯（しょうけんちゅうとう）……216

夜尿症
28 越婢加朮湯（えっぴかじゅつとう）……82
118 苓姜朮甘湯（りょうきょうじゅつかんとう）……254

小児夜啼症（夜なき）
12 柴胡加竜骨牡蛎湯（さいこかりゅうこつぼれいとう）……50
54 抑肝散（よくかんさん）……128
72 甘麦大棗湯（かんばくたいそうとう）……164

88002-192 JCOPY

　
- ㉘ 抑肝散加陳皮半夏 ……… 186
- ㉚ 小建中湯 ……… 216

小児疳症
- ㊄ 抑肝散 ……… 128
- ㉘ 抑肝散加陳皮半夏 ……… 186

てんかん
- ⑫ 柴胡加竜骨牡蛎湯 ……… 50

ひきつけ
- ㊆ 甘麦大棗湯 ……… 164

神経症
- ⑪ 柴胡桂枝乾姜湯 ……… 48
- ⑭ 半夏瀉心湯 ……… 52
- ㊄ 抑肝散 ……… 128
- ㊇ 温清飲 ……… 134
- ㊊ 柴胡清肝湯 ……… 180
- ㉘ 抑肝散加陳皮半夏 ……… 186
- ⑩⑥ 温経湯 ……… 230
- ⑬⑬ 大承気湯 ……… 276
- ⑬⑦ 加味帰脾湯 ……… 284

ねあせ
- ㊅ 十全大補湯 ……… 118
- ㊈ 黄耆建中湯 ……… 214
- ⑩⑧ 人参養栄湯 ……… 234

哺乳困難
- ㉗ 麻黄湯 ……… 80

乳児の鼻閉塞
- ㉗ 麻黄湯 ……… 80

中耳炎
- ① 葛根湯 ……… 28

慢性扁桃炎
- ㊊ 荊芥連翹湯 ……… 120
- ㊊ 柴胡清肝湯 ……… 180

急性湿疹
- ⑥ 十味敗毒湯 ……… 36

慢性湿疹（分泌物の少ないもの）
- ㊇ 当帰飲子 ……… 192

湿疹
- ⑮ 黄連解毒湯 ……… 54
- ㉘ 越婢加朮湯 ……… 82
- ㊈ 治頭瘡一方 ……… 138
- ㊊ 柴胡清肝湯 ……… 180
- ⑩⑥ 温経湯 ……… 230

乳幼児の湿疹
- ㊈ 治頭瘡一方 ……… 138

くさ
- ㊈ 治頭瘡一方 ……… 138

蕁麻疹（じんましん）
- ① 葛根湯 ……… 28
- ⑥ 十味敗毒湯 ……… 36
- ⑧ 大柴胡湯 ……… 40
- ⑰ 茵蔯五苓散 ……… 252
- ⑬⑤ 茵蔯蒿湯 ……… 280

分泌物が多く，かゆみの強い慢性の皮膚病（湿疹，蕁麻疹，水虫，あせも，皮膚瘙痒症）
- ㉒ 消風散 ……… 68

307

外科，周術期

病後の体力低下

㊶ 補中益気湯 …… 108
㊽ 十全大補湯 …… 118
(98) 黄耆建中湯 …… 214
(108) 人参養栄湯 …… 234

肝機能障害

⑧ 大柴胡湯 …… 40
⑩ 柴胡桂枝湯 …… 46

慢性肝炎における肝機能障害

⑨ 小柴胡湯 …… 42

黄疸

⑧ 大柴胡湯 …… 40
(135) 茵蔯蒿湯 …… 280

食欲不振

⑧ 大柴胡湯 …… 40
㊶ 補中益気湯 …… 108
㊸ 六君子湯 …… 110
㊽ 十全大補湯 …… 118
(79) 平胃散 …… 178
(108) 人参養栄湯 …… 234
(136) 清暑益気湯 …… 282

下痢

⑰ 五苓散 …… 58
㊵ 猪苓湯 …… 106
(75) 四君子湯 …… 170
(128) 啓脾湯 …… 274
(136) 清暑益気湯 …… 282

醗酵性下痢

⑭ 半夏瀉心湯 …… 52

水瀉性下痢

(114) 柴苓湯 …… 246

便秘（症）

㉝ 大黄牡丹皮湯 …… 92
(51) 潤 腸 湯 …… 122
(61) 桃核承気湯 …… 142
(62) 防風通聖散 …… 144
(74) 調胃承気湯 …… 168
(84) 大黄甘草湯 …… 188
(105) 通導散 …… 228
(113) 三黄瀉心湯 …… 244
(126) 麻子仁丸 …… 270

急性便秘

(133) 大承気湯 …… 276

浮腫（むくみ）

⑰ 五苓散 …… 58
⑳ 防已黄耆湯 …… 64
㊱ 木防已湯 …… 98
(62) 防風通聖散 …… 144
(87) 六味丸 …… 194
(107) 牛車腎気丸 …… 232
(114) 柴苓湯 …… 246
(117) 茵蔯五苓散 …… 252

浮腫（腰以下）

㊵ 猪苓湯 …… 106

リンパ腺炎

① 葛根湯 …… 28

⑨ 小柴胡湯（しょうさいことう）……… 42

キレ痔
③ 乙字湯（おつじとう）……… 32

イボ痔
③ 乙字湯（おつじとう）……… 32

痔（疾）
⑧ 大柴胡湯（だいさいことう）……… 40
㉕ 桂枝茯苓丸（けいしぶくりょうがん）……… 76
㉝ 大黄牡丹皮湯（だいおうぼたんぴとう）……… 92
㊶ 補中益気湯（ほちゅうえっきとう）……… 108
⑫㉓ 当帰建中湯（とうきけんちゅうとう）……… 264

脱肛
㊶ 補中益気湯（ほちゅうえっきとう）……… 108

脱肛の痛み
⑫㉓ 当帰建中湯（とうきけんちゅうとう）……… 264

痔出血
�77 芎帰膠艾湯（きゅうききょうがいとう）……… 174
⑬ 三黄瀉心湯（さんおうしゃしんとう）……… 244

打撲（症）
㉕ 桂枝茯苓丸（けいしぶくりょうがん）……… 76
⑩⑤ 通導散（つうどうさん）……… 228

打撲によるはれ及び痛み
�89 治打撲一方（ぢだぼくいっぽう）……… 198

整形・運動器

腰痛
⑦ 八味地黄丸（はちみじおうがん）……… 38
㊳ 当帰四逆加呉茱萸生姜湯（とうきしぎゃくかごしゅゆしょうきょうとう）……… 102

㊵⑤③ 疎経活血湯（そけいかっけつとう）……… 126
㊶① 桃核承気湯（とうかくじょうきとう）……… 142
㊶③ 五積散（ごしゃくさん）……… 146
⑩⑤ 通導散（つうどうさん）……… 228
⑩⑦ 牛車腎気丸（ごしゃじんきがん）……… 232
⑪⑧ 苓姜朮甘湯（りょうきょうじゅつかんとう）……… 254

肩こり
① 葛根湯（かっこんとう）……… 28

五十肩
㊶⑧ 二朮湯（にじゅつとう）……… 196

しびれ
⑩⑦ 牛車腎気丸（ごしゃじんきがん）……… 232

下肢痛
⑩⑦ 牛車腎気丸（ごしゃじんきがん）……… 232

筋肉痛
㊵② 薏苡仁湯（よくいにんとう）……… 124
㊵③ 疎経活血湯（そけいかっけつとう）……… 126
㊶⑧ 芍薬甘草湯（しゃくやくかんぞうとう）……… 156
㊶⑧ 麻杏薏甘湯（まきょうよくかんとう）……… 176

急激におこる筋肉のけいれんを伴う疼痛
㊶⑧ 芍薬甘草湯（しゃくやくかんぞうとう）……… 156

神経痛
⑱ 桂枝加朮附湯（けいしかじゅつぶとう）……… 60
㊵③ 疎経活血湯（そけいかっけつとう）……… 126
㊶③ 五積散（ごしゃくさん）……… 146
㊶⑧ 麻杏薏甘湯（まきょうよくかんとう）……… 176

神経痛（上半身）
① 葛根湯（かっこんとう）……… 28

309

坐骨神経痛
- ❼ 八味地黄丸 (はちみじおうがん) ……… 38

リウマチ
- ㉚ 真武湯 (しんぶとう) ……… 86

関節リウマチ
- ㉗ 麻黄湯 (まおうとう) ……… 80
- ㉘ 越婢加朮湯 (えっぴかじゅつとう) ……… 82

関節リウマチ（下肢）
- �97 大防風湯 (だいぼうふうとう) ……… 212

関節痛
- ⑱ 桂枝加朮附湯 (けいしかじゅつぶとう) ……… 60
- ㊾ 薏苡仁湯 (よくいにんとう) ……… 124
- ㊼ 疎経活血湯 (そけいかっけつとう) ……… 126
- ㊿ 五積散 (ごしゃくさん) ……… 146
- ㊻ 芍薬甘草湯 (しゃくやくかんぞうとう) ……… 156
- ㊽ 麻杏薏甘湯 (まきょうよくかんとう) ……… 176

関節炎
- ⑳ 防已黄耆湯 (ぼういおうぎとう) ……… 64

慢性関節炎
- �97 大防風湯 (だいぼうふうとう) ……… 212

筋炎
- ⑳ 防已黄耆湯 (ぼういおうぎとう) ……… 64

産婦人科

つわり
- ⑯ 半夏厚朴湯 (はんげこうぼくとう) ……… 56
- ㉑ 小半夏加茯苓湯 (しょうはんげかぶくりょうとう) ……… 66
- ㉜ 人参湯 (にんじんとう) ……… 90
- �116 茯苓飲合半夏厚朴湯 (ぶくりょういんごうはんげこうぼくとう) ……… 250

妊娠中の諸病（浮腫，習慣性流産，痔，腹痛）
- ㉓ 当帰芍薬散 (とうきしゃくやくさん) ……… 70

妊娠腎
- ⑳ 防已黄耆湯 (ぼういおうぎとう) ……… 64

産後回復不全
- ⑨ 小柴胡湯 (しょうさいことう) ……… 42

産後あるいは流産後の疲労回復
- �71 四物湯 (しもつとう) ……… 162

乳腺炎
- ❶ 葛根湯 (かっこんとう) ……… 28

更年期障害
- ⑪ 柴胡桂枝乾姜湯 (さいこけいしかんきょうとう) ……… 48
- ㉓ 当帰芍薬散 (とうきしゃくやくさん) ……… 70
- ㉔ 加味逍遙散 (かみしょうようさん) ……… 72
- ㉕ 桂枝茯苓丸 (けいしぶくりょうがん) ……… 76
- �57 温清飲 (うんせいいん) ……… 134
- ㊿ 五積散 (ごしゃくさん) ……… 146
- ⓘ105 通導散 (つうどうさん) ……… 228
- ⓘ106 温経湯 (うんけいとう) ……… 230
- ⓘ113 三黄瀉心湯 (さんおうしゃしんとう) ……… 244

血の道症
- ⑪ 柴胡桂枝乾姜湯 (さいこけいしかんきょうとう) ……… 48
- ⑮ 黄連解毒湯 (おうれんげどくとう) ……… 54
- ㉔ 加味逍遙散 (かみしょうようさん) ……… 72
- (57) 温清飲 (うんせいいん) ……… 134
- ㊸67 女神散 (にょしんさん) ……… 154
- ㊷71 四物湯 (しもつとう) ……… 162
- ⓘ113 三黄瀉心湯 (さんおうしゃしんとう) ……… 244

㉔ せんきゅうちゃちょうさん 川芎茶調散 ……………… 266	㉔ かみしょうようさん 加味逍遙散 ……………… 72
㉕ けいしぶくりょうがんかよくいにん 桂枝茯苓丸加薏苡仁 … 268	㉕ けいしぶくりょうがん 桂枝茯苓丸 ……………… 76

月経時や産後の精神不安
- ㉛ とうかくじょうきとう 桃核承気湯 ……………… 142

産前産後の神経症
- ㉗ にょしんさん 女神散 …………………… 154

冷え症
- ㉔ かみしょうようさん 加味逍遙散 ……………… 72
- ㉕ けいしぶくりょうがん 桂枝茯苓丸 ……………… 76
- ㉝ ごしゃくさん 五積散 …………………… 146
- ㉛ しもつとう 四物湯 …………………… 162

手足の冷え
- ㊽ じゅうぜんたいほとう 十全大補湯 ……………… 118
- ⑩ にんじんようえいとう 人参養栄湯 ……………… 234

足腰の冷え
- ⑯ うんけいとう 温経湯 …………………… 230

腰の冷え
- ⑱ りょうきょうじゅつかんとう 苓姜朮甘湯 ……………… 254

下肢の冷え
- ㊲ はんげびゃくじゅつてんまとう 半夏白朮天麻湯 ………… 100

貧血
- ㉓ とうきしゃくやくさん 当帰芍薬散 ……………… 70
- ㊽ じゅうぜんたいほとう 十全大補湯 ……………… 118
- ㉖ きひとう 帰脾湯 …………………… 150
- ⑩ にんじんようえいとう 人参養栄湯 ……………… 234
- ⑬ かみきひとう 加味帰脾湯 ……………… 284

月経不順
- ⑳ ぼういおうぎとう 防已黄耆湯 ……………… 64
- ㉓ とうきしゃくやくさん 当帰芍薬散 ……………… 70

大黄牡丹皮湯
- ㉝ だいおうぼたんぴとう 大黄牡丹皮湯 ……………… 92
- ㉗ うんせいいん 温清飲 …………………… 134
- ㉛ とうかくじょうきとう 桃核承気湯 ……………… 142
- ㉗ にょしんさん 女神散 …………………… 154
- ㉛ しもつとう 四物湯 …………………… 162
- ⑤ つうどうさん 通導散 …………………… 228
- ⑯ うんけいとう 温経湯 …………………… 230
- ㉕ けいしぶくりょうがんかよくいにん 桂枝茯苓丸加薏苡仁 … 268

不妊症
- ㉓ とうきしゃくやくさん 当帰芍薬散 ……………… 70

月経困難（症）
- ㉓ とうきしゃくやくさん 当帰芍薬散 ……………… 70
- ㉔ かみしょうようさん 加味逍遙散 ……………… 72
- ㉕ けいしぶくりょうがん 桂枝茯苓丸 ……………… 76
- ㉝ だいおうぼたんぴとう 大黄牡丹皮湯 ……………… 92
- ㉗ うんせいいん 温清飲 …………………… 134
- ㉛ とうかくじょうきとう 桃核承気湯 ……………… 142
- ⑯ うんけいとう 温経湯 …………………… 230

月経痛
- ㉝ ごしゃくさん 五積散 …………………… 146
- ⑤ つうどうさん 通導散 …………………… 228
- ⑬ とうきけんちゅうとう 当帰建中湯 ……………… 264

下腹部痛
- ㊳ とうきしぎゃくかごしゅゆしょうきょうとう 当帰四逆加呉茱萸生姜湯 …………………… 102
- ⑬ とうきけんちゅうとう 当帰建中湯 ……………… 264

311

(123) 当帰建中湯 …… 264

腰痛

⑦ 八味地黄丸 …… 38
㊳ 当帰四逆加呉茱萸生姜湯 …… 102
(53) 疎経活血湯 …… 126
(61) 桃核承気湯 …… 142
(63) 五積散 …… 146
(105) 通導散 …… 228
(107) 牛車腎気丸 …… 232
(118) 苓姜朮甘湯 …… 254

子宮下垂

㊶ 補中益気湯 …… 108

子宮内膜炎

㉕ 桂枝茯苓丸 …… 76

子宮並びにその付属器の炎症

㉕ 桂枝茯苓丸 …… 76

帯下（こしけ）

㉕ 桂枝茯苓丸 …… 76
(76) 竜胆瀉肝湯 …… 172
(106) 温経湯 …… 230

キレ痔

③ 乙字湯 …… 32

イボ痔

③ 乙字湯 …… 32

痔（疾）

⑧ 大柴胡湯 …… 40
㉕ 桂枝茯苓丸 …… 76
㉝ 大黄牡丹皮湯 …… 92
㊶ 補中益気湯 …… 108

痔（妊娠中）

㉓ 当帰芍薬散 …… 70

脱肛

㊶ 補中益気湯 …… 108

脱肛の痛み

(123) 当帰建中湯 …… 264

痔出血

(77) 芎帰膠艾湯 …… 174
(113) 三黄瀉心湯 …… 244

膀胱炎

⑦ 八味地黄丸 …… 38

尿道炎

㊵ 猪苓湯 …… 106

皮　膚

皮膚病

⑳ 防已黄耆湯 …… 64

分泌物が多く，かゆみの強い慢性の皮膚病（湿疹，蕁麻疹，水虫，あせも，皮膚瘙痒症）

㉒ 消風散 …… 68

皮膚炎

⑮ 黄連解毒湯 …… 54
(101) 升麻葛根湯 …… 220

患部が発赤，腫脹して疼痛をともなった化膿症

(122) 排膿散及湯 …… 262

化膿性皮膚疾患・急性皮膚疾患の初期
- ⑥ 十味敗毒湯 ……… 36

急性湿疹
- ⑥ 十味敗毒湯 ……… 36

慢性湿疹（分泌物の少ないもの）
- ㊗ 当帰飲子 ……… 192

湿疹
- ⑮ 黄連解毒湯 ……… 54
- ㉘ 越婢加朮湯 ……… 82
- ㊾ 治頭瘡一方 ……… 138
- ㊿ 柴胡清肝湯 ……… 180
- ⑯ 温経湯 ……… 230

くさ
- ㊾ 治頭瘡一方 ……… 138

蕁麻疹（じんましん）
- ① 葛根湯 ……… 28
- ⑥ 十味敗毒湯 ……… 36
- ⑧ 大柴胡湯 ……… 40
- ⑰ 茵蔯五苓散 ……… 252
- ⑯ 茵蔯蒿湯 ……… 280

皮膚瘙痒症（かゆみ）
- ⑮ 黄連解毒湯 ……… 54
- ㊗ 当帰飲子 ……… 192
- ㊆ 六味丸 ……… 194
- ⑯ 牛車腎気丸 ……… 232

老人性瘙痒症
- ㉚ 真武湯 ……… 86

癰（よう）
- ⑳ 防已黄耆湯 ……… 64

癤（せつ）
- ⑳ 防已黄耆湯 ……… 64
- ⑫ 排膿散及湯 ……… 262

瘍（よう）
- ⑫ 排膿散及湯 ……… 262

面疔
- ⑫ 排膿散及湯 ……… 262

癤腫症
- ⑫ 排膿散及湯 ……… 262

にきび
- ㊿ 荊芥連翹湯 ……… 120
- ㊽ 清上防風湯 ……… 136
- ⑫ 桂枝茯苓丸加薏苡仁 …… 268

しもやけ
- ㊳ 当帰四逆加呉茱萸生姜湯 ……… 102
- ㊆ 四物湯 ……… 162
- ⑯ 温経湯 ……… 230

水虫
- ⑥ 十味敗毒湯 ……… 36

しみ
- ㊆ 四物湯 ……… 162
- ⑫ 桂枝茯苓丸加薏苡仁 …… 268

手足のあれ
- ⑫ 桂枝茯苓丸加薏苡仁 …… 268

泌尿器

膀胱炎
- ❼ 八味地黄丸 ……… 38

尿道炎
- ㊵ 猪苓湯 ……… 106

淋炎
- ㊵ 猪苓湯 ……… 106

前立腺肥大
- ❼ 八味地黄丸 ……… 38

排尿困難
- ㊸ 六味丸 ……… 194
- ⑩⑦ 牛車腎気丸 ……… 232
- ⑪② 猪苓湯合四物湯 ……… 242

残尿感
- ㊵ 猪苓湯 ……… 106
- ㊺ 五淋散 ……… 132
- ㊻ 竜胆瀉肝湯 ……… 172
- ⑪① 清心蓮子飲 ……… 240
- ⑪② 猪苓湯合四物湯 ……… 242

排尿痛
- ㊵ 猪苓湯 ……… 106
- ㊺ 五淋散 ……… 132
- ㊻ 竜胆瀉肝湯 ……… 172
- ⑪① 清心蓮子飲 ……… 240
- ⑪② 猪苓湯合四物湯 ……… 242

頻尿
- ㊺ 五淋散 ……… 132
- ㊸ 六味丸 ……… 194
- ⑩⑦ 牛車腎気丸 ……… 232
- ⑪① 清心蓮子飲 ……… 240
- ⑪② 猪苓湯合四物湯 ……… 242

血尿
- ㊵ 猪苓湯 ……… 106

尿の濁り
- ㊻ 竜胆瀉肝湯 ……… 172

睾丸炎
- ㉕ 桂枝茯苓丸 ……… 76

陰嚢水腫
- ⑳ 防已黄耆湯 ……… 64

陰萎
- ❼ 八味地黄丸 ……… 38
- ⑫ 柴胡加竜骨牡蛎湯 ……… 50
- ㉖ 桂枝加竜骨牡蛎湯 ……… 78
- ㊶ 補中益気湯 ……… 108

遺精
- ㉖ 桂枝加竜骨牡蛎湯 ……… 78

下腹部痛
- ㊳ 当帰四逆加呉茱萸生姜湯 ……… 102
- ⑫⑨ 当帰建中湯 ……… 264

腹部膨満感
- ⑩⓪ 大建中湯 ……… 218
- ⑩② 当帰湯 ……… 222

耳鼻咽喉

中耳炎
- ❶ 葛根湯 ……… 28

めまい

⑮ 黄連解毒湯（おうれんげどくとう）……54
⑰ 五苓散（ごれいさん）……58
㊲ 半夏白朮天麻湯（はんげびゃくじゅつてんまとう）……100
㊴ 苓桂朮甘湯（りょうけいじゅつかんとう）……104

アレルギー性鼻炎

⑲ 小青竜湯（しょうせいりゅうとう）……62

鼻炎

⑲ 小青竜湯（しょうせいりゅうとう）……62
㉟ 四逆散（しぎゃくさん）……96

慢性鼻炎

② 葛根湯加川芎辛夷（かっこんとうかせんきゅうしんい）……30
㊿ 荊芥連翹湯（けいがいれんぎょうとう）……120
(104) 辛夷清肺湯（しんいせいはいとう）……226

蓄膿症

② 葛根湯加川芎辛夷（かっこんとうかせんきゅうしんい）……30
㊿ 荊芥連翹湯（けいがいれんぎょうとう）……120
(104) 辛夷清肺湯（しんいせいはいとう）……226

鼻づまり

② 葛根湯加川芎辛夷（かっこんとうかせんきゅうしんい）……30
(104) 辛夷清肺湯（しんいせいはいとう）……226

鼻かぜ

① 葛根湯（かっこんとう）……28

鼻（出）血

⑮ 黄連解毒湯（おうれんげどくとう）……54
(113) 三黄瀉心湯（さんおうしゃしんとう）……244

神経性食道狭窄症

⑯ 半夏厚朴湯（はんげこうぼくとう）……56

扁桃炎

① 葛根湯（かっこんとう）……28
(109) 小柴胡湯加桔梗石膏（しょうさいことうかききょうせっこう）……236
(138) 桔梗湯（ききょうとう）……286

慢性扁桃炎

㊿ 荊芥連翹湯（けいがいれんぎょうとう）……120
(80) 柴胡清肝湯（さいこせいかんとう）……180

扁桃周囲炎

(109) 小柴胡湯加桔梗石膏（しょうさいことうかききょうせっこう）……236
(138) 桔梗湯（ききょうとう）……286

しわがれ声

⑯ 半夏厚朴湯（はんげこうぼくとう）……56

口内炎

⑭ 半夏瀉心湯（はんげしゃしんとう）……52
(120) 黄連湯（おうれんとう）……258
(135) 茵蔯蒿湯（いんちんこうとう）……280

精神・神経

神経症

⑪ 柴胡桂枝乾姜湯（さいこけいしかんきょうとう）……48
⑭ 半夏瀉心湯（はんげしゃしんとう）……52
(54) 抑肝散（よくかんさん）……128
(57) 温清飲（うんせいいん）……134
(80) 柴胡清肝湯（さいこせいかんとう）……180
(83) 抑肝散加陳皮半夏（よくかんさんかちんぴはんげ）……186
(106) 温経湯（うんけいとう）……230
(133) 大承気湯（だいじょうきとう）……276
(137) 加味帰脾湯（かみきひとう）……284

JCOPY 88002-192

ノイローゼ
- ⑧ 大柴胡湯 ……………… 40
- ⑮ 黄連解毒湯 ……………… 54
- ㊴ 苓桂朮甘湯 ……………… 104

ヒステリー
- ⑫ 柴胡加竜骨牡蛎湯 ……………… 50
- ㉟ 四逆散 ……………… 96

不安神経症
- ⑯ 半夏厚朴湯 ……………… 56
- ⑯ 柴朴湯 ……………… 210
- ⑯ 茯苓飲合半夏厚朴湯 ……………… 250

精神不安
- ⑬⑦ 加味帰脾湯 ……………… 284

神経質
- ㉟ 四逆散 ……………… 96
- ㊴ 苓桂朮甘湯 ……………… 104
- ⑨⑨ 小建中湯 ……………… 216

神経衰弱（症）
- ⑫ 柴胡加竜骨牡蛎湯 ……………… 50
- ㉖ 桂枝加竜骨牡蛎湯 ……………… 78
- ㉚ 真武湯 ……………… 86

性的神経衰弱
- ㉖ 桂枝加竜骨牡蛎湯 ……………… 78

不眠（症）
- ⑧ 大柴胡湯 ……………… 40
- ⑪ 柴胡桂枝乾姜湯 ……………… 48
- ⑮ 黄連解毒湯 ……………… 54
- ⑯ 半夏厚朴湯 ……………… 56
- ㊴ 抑肝散 ……………… 128
- ⑥⑤ 帰脾湯 ……………… 150
- ⑧⑶ 抑肝散加陳皮半夏 ……………… 186
- ⑩⑶ 酸棗仁湯 ……………… 224
- ⑩⑥ 温経湯 ……………… 230
- ⑬⑦ 加味帰脾湯 ……………… 284

てんかん
- ⑫ 柴胡加竜骨牡蛎湯 ……………… 50

眼

結膜炎
- ① 葛根湯 ……………… 28

角膜炎
- ① 葛根湯 ……………… 28

アレルギー性結膜炎
- ⑲ 小青竜湯 ……………… 62

老人のかすみ目
- ⑩⑦ 牛車腎気丸 ……………… 232

歯・口腔

抜歯後の疼痛
- ⑪⓪ 立効散 ……………… 238

歯痛
- ⑪⓪ 立効散 ……………… 238

口内炎
- ⑭ 半夏瀉心湯 ……………… 52
- ⑫⓪ 黄連湯 ……………… 258
- ⑬⑤ 茵蔯蒿湯 ……………… 280

口渇
- ㉞ 白虎加人参湯 ……………… 94

患部が発赤，腫脹して疼痛をともなった化膿症
122 排膿散及湯 262

紫雲膏は唯一保険適用が認められている漢方の軟膏です．華岡青洲が創意工夫したと言われているもので，保険適用病名は「火傷」と「痔核」だけですが，皮膚疾患に幅広く有効です．
ベタベタして紫色が着きやすいのが欠点です．

※保険請求に問題のない範囲で，表記を一部変更しています。

書店にて好評発売中

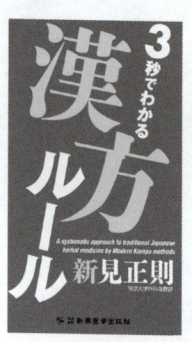

3秒でわかる 漢方ルール

新見正則（帝京大学医学部外科 准教授）：著

● 生薬から漢方の世界を推論します!!

B6変型判　168頁
定価（本体価格2,700円＋税）
ISBN9784880021836

CONTENTS

I. 相関の世界にわかりやすいルールを！

因果が大切か，相関で十分か？
ビッグデータ，そしてインフルトレンド
コンプレキシティ（複雑系），そしてボイド
Improbable, つまり有り得ないこと！　ほか

II. まったくの初心者向け―漢方が上達するために―

漢方上達のための7箇条
① いっそ，ラムネと思って処方しよう
② 無限の海を泳がない
③ 人の経験は信じない
④ 食べ物の延長と思って処方する
⑤ 保険適応でなければ意味がない
⑥ 医療費の削減になることを体感する
⑦ 古典は読まない．腹診はしない
究極の上達の法則　本当にラムネと思って使用する！　ほか

株式会社 新興医学出版社　info@shinkoh-igaku.jp

ぜひ本書とあわせてお読み下さい

● 因果を求めず相関を理解しよう！

複雑混沌とした漢方の世界にわずか3秒で合理的に理解できるルールをまとめました。今まで誰も書かなかった、Improbable（ありえない）本ができました。お楽しみください。

● 松田邦夫先生ご推薦!!

生薬一つ一つの主要な働きを知ると，漢方処方の働きがわかるようになります．

処方の法則性を見いだそうとするのは，一段上のレベルの勉強ですが，実は面白い，実地に役立つことです．いつものように新見先生らしさが出ている楽しい有用な本です．ぜひ多くの方に読んでいただきたく推薦いたします．

社団法人日本東洋医学会元会長名誉会員　松田邦夫

Ⅲ. 中級者も納得！複雑で混沌とした世界に体系的法則を

漢方15分類チャート
1つの生薬で漢方の方向性がわかる
すべての生薬の方向性
虚実のルール
寒熱のルール
腹診のルール
気・血・水のルール
気逆・気うつ・気虚・血虚・瘀血・水毒のルール
生薬数で分類
生薬の加減で名前が異なる漢方薬
まれに使用される生薬から魅力を探る　ほか

Ⅳ. 上級者もビックリ！さらなる混沌とした世界にも体系的法則を

六病位のルール　　　脈診のルール
舌診のルール　　　　おまけとあそび

株式会社 新興医学出版社　info@shinkoh-igaku.jp

【著者略歴】

新見 正則 (にいみ まさのり) Masanori Niimi, MD, DPhil, FACS

1959年生まれ	
1985年	慶應義塾大学医学部卒業
1993年～1998年	英国オックスフォード大学医学部博士課程留学
	移植免疫学で Doctor of Philosophy (DPhil) 取得
1998年～	帝京大学医学部に勤務
2002年	帝京大学外科准教授
2013年	イグノーベル医学賞

帝京大学医学部外科准教授, アメリカ外科学会フェロー (FACS), 愛誠病院下肢静脈瘤センター顧問, 愛誠病院漢方外来統括医師.

専門
血管外科, 移植免疫学, 漢方指導医・専門医, 労働衛生コンサルタント, 日本体育協会認定スポーツドクター, セカンドオピニオンのパイオニアとしてテレビ出演多数.
漢方医学は松田邦夫先生 (東大 S29年卒) に学ぶ.

著書
下肢静脈りゅうを防ぐ・治す. 講談社, 2002, 西洋医がすすめる漢方. 新潮社, 2010, 本当に明日から使える漢方薬. 新興医学出版社, 2010, フローチャート漢方薬治療. 新興医学出版社, 2011, リラックス外来トーク術 じゃぁ, 死にますか. 新興医学出版社, 2011, じゃぁ, そろそろ運動しませんか？ 西洋医学と漢方の限界に気がつき, トライアスロンに挑戦した外科医の物語. 新興医学出版社, 2011, じゃぁ, そろそろ減量しませんか？ 正しい肥満解消大作戦. 新興医学出版社, 2012, 鉄則モダン・カンポウ. 新興医学出版社, 2012, 症例モダン・カンポウ. 新興医学出版社, 2012, 飛訳モダン・カンポウ. 新興医学出版社, 2013, フローチャート漢方薬治療 2. 新興医学出版社, 2014. 3秒でわかる漢方ルール. 新興医学出版社, 2014, など多数
i Phoneアプリ：フローチャート漢方薬治療も絶賛販売中！

©2016

第2版　2025年8月31日
第1版発行　2016年3月3日

実践3秒ルール
128 漢方処方分析

(定価はカバーに表示してあります)

著者	新見 正則
発行者	林　峰子
発行所	株式会社 新興医学出版社
	〒113-0033 東京都文京区本郷6丁目26番8号
	電話 03(3816)2853　FAX 03(3816)2895

検印省略

印刷 三報社印刷株式会社　ISBN978-4-88002-192-8　郵便振替 00120-8-191625

- 本書の複製権・翻訳権・上映権・譲渡権・公衆送信権 (送信可能化権を含む) は株式会社新興医学出版社が保有します.
- 本書を無断で複製する行為 (コピー, スキャン, デジタルデータ化など) は, 著作権法上の限られた例外 (「私的使用のための複製」など) を除き禁じられています. 研究活動, 診療を含み業務上使用する目的で上記の行為を行うことは大学, 病院, 企業などにおける内部的な利用であっても, 私的使用には該当せず, 違法です. また, 私的使用のためであっても, 代行業者等の第三者に依頼して上記の行為を行うことは違法となります.
- JCOPY 〈出版者著作権管理機構　委託出版物〉
本書の無断複製は著作権法上での例外を除き禁じられています. 複製される場合は, そのつど事前に, 出版者著作権管理機構 (電話 03-5244-5088, FAX03-5244-5089, e-mail : info@jcopy.or.jp) の許諾を得てください.